ETRE BIEN POUR LA VIE

MÉTHODE MONTIGNAC DEPUIS 1986

W0282384

COMMENT DEVENIR MINCE COMME UN SPAGHETTI

EDITIONS Alpen
Alpen Éditions
9, avenue Albert II
98000 Monaco

Michel Montignac est le premier au monde à avoir en 1986 introduit l'index glycémique dans l'amaigrissement. La méthode Montignac*, mode alimentaire mondialement connue depuis plus de 25 ans, est la première à s'être basée sur le concept des Index Glycémiques (IG).

*Marque déposée de Nutrimont SAS

Du même auteur :
- *Maigrir à l'aide des compléments alimentaires,* Alpen Éditions, Monaco
- *Entrées minceur,* Alpen Éditions, Monaco
- *Poissons et crustacés minceur,* Alpen Éditions, Monaco
- *Viandes et volailles minceur,* Alpen Éditions, Monaco
- *Desserts minceur,* Alpen Éditions, Monaco
- *Le régime Index Glycémique,* Alpen Éditions, Monaco
- *Recettes minceur midi et soir,* Alpen Éditions, Monaco
- *Maigrir avec la cuisine méditerranéenne : Saveurs Orientales,* Alpen Éditions, Monaco

ISBN : *978-2-35934-355-7*

Texte : *Michel & Suzy MONTIGNAC*
Avec la collaboration de Pascal Vuachet, diététicien
Couverture : *Armelle Gauthier*

9, avenue Albert II
MC - 98000 MONACO
Tél. : *00377 97 77 62 10*
Fax : *00377 97 77 62 11*

Direction : *Christophe Didierlaurent*
Responsable éditoriale : *Fabienne Desmarets*
Mise en page et infographie : *Stéphane Falaschi*

Dépôt légal : *2015*
Imprimé en Union Européenne

ETRE BIEN POUR LA VIE

MÉTHODE MONTIGNAC DEPUIS 1986

COMMENT DEVENIR MINCE COMME UN SPAGHETTI

EDITIONS Alpen
Alpen Éditions
9, avenue Albert II
98000 Monaco

SOMMAIRE

RECETTES 94

Avant-propos

La chaleur d'une cuisine, des arômes délicieusement mariés, une explosion de saveurs avant même de porter en bouche...Il n'y a pas de doute, nous sommes bien au cœur de la cuisine italienne.

Populaire dans le monde entier, la cuisine italienne utilise des ingrédients simples et de qualité comme les pâtes, le riz, les céréales et les légumineuses. Sa richesse provient de la compilation de savoir-faire des nombreuses régions d'Italie.

Ce livre de 56 recettes vous permettra de profiter de cette cuisine tout en vous soulageant des kilos superflus. C'est ça la méthode Montignac ! Car pour maintenir un poids idéal à long terme, il est indispensable de prendre du plaisir à manger. Or, comme le savent celles et ceux qui ont suivi des régimes hypocaloriques, l'un des dangers des régimes restrictifs est le développement d'une relation conflictuelle avec la nourriture. Bien souvent, cette méfiance vis-à-vis de la nourriture conduit à de graves troubles alimentaires (boulimie, anorexie), en particulier chez les jeunes, davantage vulnérables à la pression sociale.

La méthode Montignac propose une réelle alternative, celle de considérer la nourriture comme un des grands plaisirs de l'existence.

Après vous être familiarisé avec les principes de base de la méthode, vous comprendrez mieux comment il est possible d'allier gourmandise et perte de poids. Vous découvrirez les trois types de repas Montignac : le M Glucide, le M Gourmand et le M Léger. Lorsque vous aurez atteint vos objectifs, vous pourrez alors suivre la phase de stabilisation et élargir vos choix alimentaires.

Bon appétit et bon amaigrissement !

> Pour en savoir plus sur la méthode Montignac, visitez le site www.montignac.com

LA MÉTHODE MONTIGNAC

Une méthode d'amaigrissement réellement équilibrée

La méthode Montignac n'est pas un régime dans le sens traditionnel du terme. La majorité des régimes est en effet caractérisée par une restriction alimentaire durant un temps donné.

La méthode Montignac repose au contraire sur le principe d'une alimentation équilibrée que l'on pourra suivre au quotidien sans frustration. Les glucides, protéines et graisses sont choisis en fonction de leur qualité et de leur capacité à amorcer les réactions métaboliques pour éviter la prise de poids, le diabète de type 2 et les maladies cardiovasculaires.

La méthode Montignac a aidé des millions de personnes en surcharge pondérale à résoudre définitivement leur problème de poids. 85% de ceux qui ont suivi la méthode ont perdu un nombre significatif de kilos. La majorité d'entre eux ne les a jamais repris. Chez ceux qui ont obtenu les meilleurs résultats, la méthode n'est pas uniquement simple à suivre, elle est aussi très agréable — au point de réveiller chez certains le plaisir de manger. Certaines personnes se sentent d'ailleurs si bien en Phase 1 (phase d'amaigrissement) qu'elles n'éprouvent aucun besoin de suivre la Phase 2 (phase de stabilisation).

En plus de la perte de poids, certains d'entre vous nous ont confié avoir constaté d'autres améliorations, telles que :

- La disparition de problèmes intestinaux.
- L'amélioration de la forme physique et de l'état psychologique.
- Un sommeil plus réparateur.
- Une meilleure résistance aux maladies, probablement due à l'alimentation riche en micronutriments (vitamines, minéraux et oligo-éléments).

Les origines

Il y a presque 30 ans, Michel Montignac a révolutionné la manière de penser en matière d'amaigrissement et d'alimentation. En 1986, il réfute le concept de l'équilibre énergétique (calories) sur lequel sont fondés les régimes hypocaloriques et provoque un tollé en encourageant notamment la consommation de fromage, de chocolat et de vin.

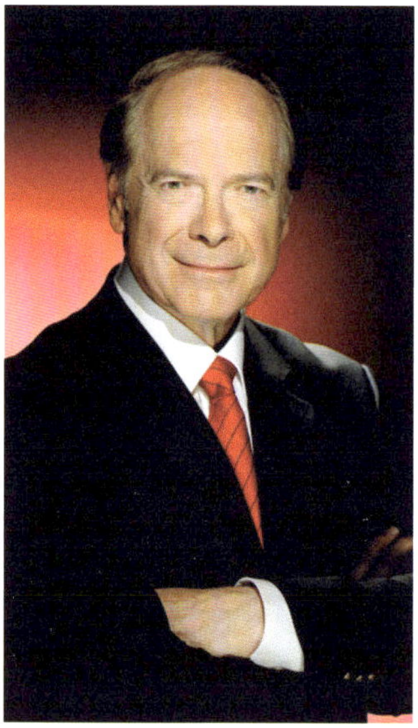

Michel Montignac

Après des études de Sciences Politiques et une spécialisation en Sciences Humaines, Michel Montignac mène une carrière de cadre supérieur dans l'industrie pharmaceutique.

En surcharge pondérale, il décide au début des années 80, d'entreprendre des recherches sur la nutrition à partir des informations scientifiques auxquelles il a accès dans son milieu professionnel. Il est alors interpellé par des études publiées en 1976, 1977 et 1981 par Crapo, un chercheur en diabétologie de l'Université de Stanford en Californie.

Pour la première fois, ces études démontraient que les glucides n'étaient pas interchangeables. Pour un contenu en glucide purement identique, l'élévation de la glycémie après le repas était en effet différente voire même très différente d'un glucide à l'autre, que le glucide soit simple ou complexe. Crapo suggérait ainsi qu'un régime composé exclusivement de glucides induisant une faible glycémie pouvait avoir un effet positif dans le contrôle de la glycémie des diabétiques, dont la grande majorité est en surpoids.

Bien que non-diabétique, Michel Montignac décide de tester cette approche nutritionnelle de manière à vérifier ses effets sur la perte de poids. Il perd plus de 15 kilos en trois mois en remangeant normalement, c'est-à-dire sans se restreindre, mais en faisant des choix particuliers parmi les aliments.

En poursuivant ses recherches, il découvre alors qu'un chercheur canadien, Jenkins, avait conjointement aux travaux de Crapo, entreprit de hiérarchiser l'amplitude glycémique de chaque glucide par rapport à une valeur standard, celle du glucose, à qui la valeur 100 était arbitrairement donnée. Chaque glucide se voyait ainsi attribuer son propre index glycémique (IG).

Michel Montignac élabore alors les prémices d'une méthode d'amaigrissement originale le conduisant à être le premier au monde à intégrer dans l'amaigrissement le concept d'index glycémique (IG).

En 1986, Michel Montignac écrit son premier livre : « Comment maigrir en faisant des repas d'affaires » qui s'adresse plus particulièrement aux cadres supérieurs qui, comme lui, ont l'obligation professionnelle de manger souvent au restaurant.

Publié à compte d'auteur, ce livre devient rapidement un bestseller (550 000 exemplaires). Ce succès inattendu encourage Michel Montignac à approfondir ses recherches en s'entourant d'une équipe de scientifiques. Il quitte alors l'industrie pharmaceutique pour se consacrer entièrement au développement et à la promotion de ce qui deviendra « La méthode Montignac ».

PRISE DE POIDS

Pourquoi prend-t-on du poids ?

Le mythe des calories

L'approche calorique dans la perte de poids est basée sur un modèle qui ignore la complexité du métabolisme humain. Au mieux, l'approche est simpliste. Au pire, elle est dangereuse car elle peut déstabiliser de manière permanente le métabolisme. Regardez autour de vous et vous remarquerez que ce sont ceux qui s'acharnent à compter les calories qui restent éternellement gros, voire qui développent de véritables obésités.

La métaphore de la chaudière

D'une manière tout à fait simpliste, on a comparé pendant longtemps l'organisme à une chaudière : si les apports énergétiques sont supérieurs à la dépense, tout n'est pas « brulé », l'excédent est alors « logiquement » mis en réserve et le sujet grossit. Au contraire, un apport énergétique inférieur au besoin de l'organisme obligera l'organisme à compenser en puisant dans ses graisses de réserves, et permettra au sujet de perdre du poids.

Le problème de ce modèle est qu'il ignore les phénomènes d'adaptation et de régulation du corps humain et qu'il nie les particularités individuelles. Contrairement à ce que certaines personnes croient encore, l'obèse n'est pas forcément quelqu'un qui mange trop. Dans la plupart des cas, c'est même le contraire.

L'instinct de survie

Tous ceux qui ont un jour suivi un régime hypocalorique savent que dans un premier temps, on obtient généralement des résultats, mais que l'on n'arrive jamais à se stabiliser. Pire encore, dans de nombreux cas, on peut se retrouver avec un gain supplémentaire de poids. Nous allons donc essayer de comprendre pourquoi, en examinant le comportement de l'organisme.

Imaginons que la ration quotidienne d'un individu soit aux alentours de 2500 calories et qu'il ait à souffrir de quelques kilos en trop.

- Si nous abaissons la ration calorique à 2000 dans une approche hypocalorique classique, nous aurons créé un déficit de 500.

- L'organisme habitué à recevoir 2500 calories va subitement se trouver en manque et ira puiser l'équivalent des 500 calories dans les graisses de réserve. On aura donc un amaigrissement correspondant.

- Au bout d'un certain temps (variable d'un individu à l'autre), l'amaigrissement ne se produit plus, alors que le régime hypocalorique est maintenu.

- C'est qu'il y a eu progressivement ajustement entre les entrées et les sorties. Dans la mesure où on ne lui apporte que 2000 calories, l'organisme décide en effet de s'en contenter. On assiste donc à une stagnation du poids.

Si l'on est décidé à prolonger encore l'expérience en pensant que la perte de poids reprendra peut-être après avoir effectué un palier, la déception sera encore plus grande. On va en effet s'apercevoir que la courbe de poids reprend délibérément une direction ascendante. Paradoxalement, alors que l'on mange moins, on grossit.

L'explication est simple. L'organisme humain est en fait animé d'un instinct de survie qui se met en action dès qu'il subit une restriction. Dans la mesure où la réduction de ses apports énergétiques est poursuivie dans le temps, après avoir ajusté ses dépenses en fonction des apports, son instinct de survie va le conduire à réduire encore ses dépenses à 1700 calories, par exemple, pour économiser 300 calories et ainsi reconstituer ses réserves.

Cet instinct de survie est une des raisons pour lesquelles nous conseillons de ne jamais sauter un repas, comme le font très souvent la plupart des gens qui veulent maigrir. En effet, en se privant de nourriture à un repas, ils affolent leur organisme, qui, du fait de la frustration subie, en profite pour faire des réserves excessives au repas suivant.

L'origine de la prise de poids

Les glucides ou hydrates de carbone (encore appelés sucres) sont des molécules composées de carbone, d'hydrogène et d'oxygène. Ils sont métabolisés en glucose, qui constitue une source énergétique importante pour l'organisme, notamment parce qu'il est rapidement mobilisable.

Après l'ingestion d'un aliment glucidique comme un morceau de pain, une part de pizza, des pommes de terre cuites ou des fruits, le système digestif le transforme en glucose, un sucre simple qui est ensuite absorbé dans la circulation sanguine. La glycémie, c'est-à-dire la quantité de glucose contenue dans le sang, s'élève alors jusqu'à atteindre un pic de glycémie maximale.

En réponse à ce pic de glycémie, de l'insuline est produite et sécrétée dans la circulation sanguine par le pancréas. Son rôle est de faire baisser la glycémie au cours du processus métabolique qui suit la digestion en faisant passer le glucose du sang vers les cellules. Cette hormone est le véritable chef d'orchestre de tout le métabolisme et conditionne l'éventuelle prise de poids.

Au fur et à mesure que l'insuline voyage dans le système circulatoire, elle régule le métabolisme et les niveaux de sucre dans le sang. Elle convertit une partie du glucose en réserve énergétique (glycogène) qui sera stockée dans le foie et les muscles. La courbe de la glycémie diminue pour revenir à la normale (1g /l) et le glucose restant dans la circulation sanguine est utilisé pour produire de l'énergie.

Au cours de la journée, et particulièrement entre les repas et durant la nuit, la réserve en sucre (ou glycogène) s'épuise du fait des besoins de l'organisme.

Ceci est possible grâce au pancréas qui secrète une autre hormone, le glucagon, dont la mission est de maintenir le niveau de sucre du sang en allant puiser dans les réserves. Cette réserve de glucose est aussi celle qui est prioritairement utilisée lors d'un effort sportif.

Comment le système se détraque-t-il ?

Comme nous venons de le voir, la consommation d'un glucide entraine une élévation de la glycémie (sucre/glucose dans le sang). Le pancréas secrète alors de l'insuline pour ramener la glycémie à son niveau normal.

Quand nous mangeons un glucide hyperglycémiant, il se produit une forte élévation de la glycémie, suivie d'une forte sécrétion d'insuline. Dans ce cas, le glucose disponible a toutes les chances d'être excédentaire par rapport aux besoins de l'organisme. Les stocks de glycogène des cellules du foie et des muscles vont être saturés et l'excédent de glucose finira dans les cellules graisseuses (sous forme de triglycéride). En cas d'hyperglycémies successives, le pancréas se met à fabriquer plus d'insuline qu'il n'en faut. C'est l'hyperinsulinisme.

Obésité et hyperinsulinisme

Ce qui distingue une personne en surpoids d'une personne mince est que cette dernière possède un pancréas capable de secréter la quantité exacte d'insuline pour ramener sa glycémie à son niveau normal après la consommation d'un aliment hyperglycémiant. Chez une personne en surcharge pondérale, la réponse insulinique est disproportionnée du fait de l'insulino-résistance. Et alors que la glycémie est revenue à son niveau normal, on se trouve avec une quantité résiduelle d'insuline conduisant rapidement le niveau de glucose dans le sang en dessous de la normale. C'est l'hypoglycémie réactionnelle.

Le cerveau, qui consomme 70 % du glucose sanguin, est particulièrement sensible au niveau de glycémie. S'il manque de glucose, il envoie très rapidement un signal de faim dans le but de compenser une glycémie déficiente. Cette baisse de sucre dans le sang induite par l'hyperinsulinisme entraîne donc la réapparition du phénomène de la faim et, surtout, une féroce envie d'aliments produisant du glucose. Cet état favorise une consommation excessive d'aliments et conduit à un cycle dans lequel des quantités encore plus importantes d'insuline sont produites pour équilibrer l'augmentation de cette nouvelle prise de calories. La consommation trop régulière d'aliments produisant du glucose conduit à toujours plus d'insuline sécrétée et contribue à une accumulation pathologique de graisses corporelles. Cela finit par conduire au surpoids voire à l'obésité et à des maladies comme le diabète.

L'INDEX GLYCÉMIQUE

L'index glycémique mesure la capacité d'un glucide à élever la glycémie (taux de sucre dans le sang) après un repas, par rapport à un standard de référence qui est le glucose pur (100). On peut alors classer les glucides en fonction de leur propension à élever la glycémie ou quantité de glucose dans le sang.

Comment le mesure-t-on ?

Les glucides contiennent des calories, mais toutes ne sont pas absorbées pendant la digestion. Au lieu de calculer les calories que contiennent les glucides, les scientifiques ont commencé à mesurer les sucres (ou glucose) qui sont effectivement absorbés par l'organisme (potentiel de liberation de sucre d'un glucide). Cette mesure est possible en mesurant le taux de glucose après ingestion d'un glucide.

Pourquoi les glucides ?

Parce que les glucides contiennent des sucres. Les lipides et les protéines en contiennent si peu, voire pas, que mesurer leur IG ne présente aucun intérêt. L'index glycémique ne s'applique donc qu'aux glucides.

Comment fonctionne l'IG ?

Pendant longtemps, la grande erreur a été de considérer que toutes les calories présentes dans une assiette avaient la même valeur et se retrouvaient automatiquement disponibles dans l'organisme. Or, à la lumière des connaissances actuelles, en matière de physiologie digestive des aliments et des mécanismes métaboliques qui en découlent, on comprend que ce qui est important dans l'aliment n'est pas sa QUANTITÉ (mesurée en calories) mais sa QUALITÉ. Pour mieux comprendre, voici un exemple:

Pommes de terre vs lentilles

Deux glucides comparables peuvent entraîner des glycémies différentes : 200 Kcal de pommes de terre ne sont pas équivalentes à 200 Kcal de lentilles. Dans le passé, ces deux aliments étaient considérés comme interchangeables : ce sont deux portions de glucides qui contiennent le même nombre de calories. Pourquoi l'une de ces portions ferait-elle plus grossir que l'autre ?

Dans le cas de la pomme de terre (IG = 85) : il est probable, compte tenu de l'importante glycémie et de la forte réponse insulinique, que l'excès de glucose (par rapport à la saturation en glycogène) fasse l'objet d'une transformation en graisse et d'un stockage, donc d'une prise de poids. Si des lipides ont été consommés au même repas, une partie risque fort d'être transformée en graisses de réserve du fait de l'hyperinsulinisme, entraînant une prise de poids supplémentaire.

Pour les lentilles (IG = 35), la glycémie est quatre fois inférieure à celles des pommes de terre. Ainsi, la diffusion du sucre dans le sang va être régulière, sans provoquer d'apport massif. La réponse insulinique sera donc normale et ainsi, ni le glucose ni les graisses éventuellement associées aux lentilles ne pourront être stockés dans les cellules graisseuses (adipocytes).

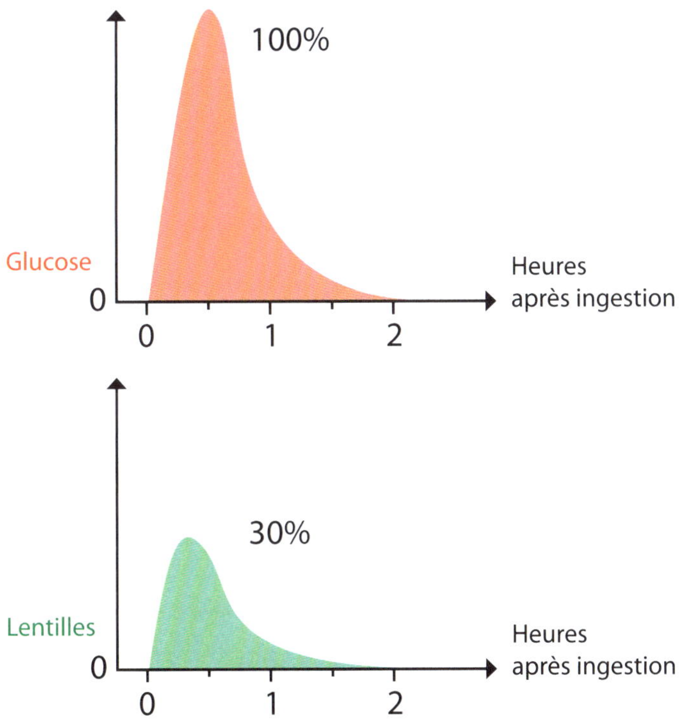

Courbe de la glycémie deux heures après l'ingestion de glucose d'une part et de lentilles d'autre part pour des portions de glucides identiques (50g)

Facteurs de modification de l'index glycémique

Il est important de préciser que l'index glycémique d'un glucide n'est pas fixe. Il peut en effet varier en fonction d'un certain nombre de paramètres tels que l'origine botanique ou la variété d'une céréale, le degré de mûrissement d'un fruit, mais aussi le traitement thermique ou l'hydratation. Si l'on prend l'exemple d'un aliment amylacé (contenant de l'amidon), on s'aperçoit que son index glycémique peut varier en fonction de plusieurs paramètres.

Le rapport amylose/amylopectine

L'amidon est composé d'amylose et d'amylopectine. L'amylose étant un amidon résistant à la digestion des amylases, plus un produit contient d'amylose, moins son index glycémique est élevé et inversement. Le rapport amylose/ amylopectine pouvant évoluer selon les procédés de cuisson, fabrication ou conservation utilisés, l'index glycémique va lui aussi être impacté.

IG, cuisson et hydratation

Soumise à une cuisson à l'eau, la structure de l'amidon se modifie. En s'hydratant progressivement, les grains d'amidons gonflent et une fraction d'amylopectine passe en solution. Si la cuisson se prolonge, une fraction d'amylose passe elle aussi en solution.

Cela se traduit par une viscosité plus ou moins importante de la suspension. C'est le phénomène de gélatinisation de l'amidon. Ce phénomène, qui augmente la propension de l'amidon à se transformer en glucose, est d'autant plus important que la proportion d'amylose est faible.

Ainsi, moins il y a d'amylose dans un amidon, plus son index glycémique va s'élever pendant la cuisson. A l'inverse, plus la proportion d'amylose est forte, moins la gélatinisation est importante, moins il y a de transformation en glucose et plus l'index glycémique est bas. On comprend mieux pourquoi la pomme de terre, qui a un taux d'amylose très faible, a un index glycémique élevé quand elle est chauffée. Alors que la lentille, qui a un taux d'amylose élevé, a un index glycémique très bas.

IG et transformation industrielle

Certains processus industriels conduisent à favoriser la gélatinisation. C'est le cas pour la fabrication des flocons (purée de pommes de terre instantanée), des corn flakes, mais aussi des liants tels que les amidons modifiés et les amidons dextrinisés.

Ces opérations reviennent à amplifier considérablement l'index glycémique (85 pour les corn flakes, 95 pour la purée en flocons, 100 pour les amidons modifiés). De même, l'explosion du grain de maïs conduisant au pop-corn ou du grain de riz pour réaliser du riz soufflé augmente de 15 à 20 % l'index glycémique d'origine.

D'autres, en revanche, tendent à freiner l'hydratation de l'amidon. C'est le cas de la « pastification » du blé dur, un processus technique naturel utilisé lors de la fabrication des pâtes. L'extrusion de la pâte à travers une filière entraîne en effet un échauffement des protéines, lequel se traduit par la constitution d'un film protecteur qui contribuera à ralentir la gélatinisation des amidons lors de la cuisson.

Bon à savoir : ce qui est valable pour les spaghettis ou encore certaines tagliatelles, qui sont précisément « pastifiées », c'est-à-dire extrudées sous l'effet d'une forte pression, ne l'est ni pour les raviolis, ni pour les lasagnes, ni même pour les pâtes fraîches découpées avec une petite machine à main, lesquelles ont ainsi un index glycémique beaucoup plus élevé, alors qu'elles sont composées de la même farine de blé dur.

À partir d'une même farine, on peut donc aboutir à des produits dont les index glycémiques vont du simple au double (spaghettis 40, raviolis 70).

Comme précédemment expliqué, la cuisson domestique fera encore varier l'index glycémique final. Une cuisson *al dente* (5 à 6 minutes) permettra de conserver l'index glycémique des spaghettis à son niveau le plus bas alors qu'une cuisson prolongée (15 à 20 minutes) entraînera une élévation de l'index du fait de l'accélération de la gélatinisation de l'amidon.

IG et conservation

Après avoir fait l'objet d'une cuisson entraînant la gélatinisation, l'amidon subit de nouvelles modifications une fois refroidi. Progressivement, le gel évolue vers une nouvelle réorganisation des macromolécules d'amylose et d'amylopectine. C'est le phénomène de la rétrogradation, c'est-à-dire un retour plus ou moins important à la structure moléculaire antérieure à la cuisson. Le phénomène de rétrogradation augmente avec le temps et la diminution de la température.

La conservation prolongée à basse température (5 °C) d'aliments amylacés (plats cuisinés sous vide) favorise donc la rétrogradation. Le même phénomène est obtenu en laissant sécher certains aliments. Par exemple, plus le pain est rassis, plus l'humidité – en migrant vers l'extérieur – favorise la rétrogradation de l'amidon. C'est aussi le cas lors de la réalisation du pain grillé.

Si la rétrogradation n'entraîne pas une réversibilité totale de la gélatinisation, elle permet une diminution de l'index glycémique. C'est le cas des spaghettis (mêmes blancs) cuits *al dente* puis refroidis et consommés en salade.

On peut en déduire qu'un pain fabriqué avec la même farine, selon qu'il est fraîchement cuit (et encore chaud), rassis ou toasté n'aura pas tout à fait le même index glycémique. De même, le fait de congeler un pain frais puis de le décongeler à température ambiante conduit à abaisser sensiblement son index glycémique d'origine.

Par ailleurs, il est bon de savoir que :

• des lentilles vertes froides (placées 24 heures au réfrigérateur) ont un index glycémique encore plus bas (entre 10 et 15) que lorsqu'elles sont fraîchement cuites. Car plus l'amidon d'origine est riche en amylose, plus le phénomène de rétrogradation est efficace.

• le fait de rajouter des lipides à un amidon qui a fait l'objet d'une gélatinisation entraîne un ralentissement de la rétrogradation.

• un amidon rétrogradé qui est réchauffé perd une partie de son pouvoir de re-gélatinisation. Une fraction (10 % environ) de l'amidon rétrogradé devient thermorésistante. On en déduit qu'après le stockage au froid, le réchauffage d'un glucide contribuerait à en abaisser l'index glycémique. Un glucide réchauffé a donc un IG plus bas qu'un glucide qui vient d'être cuit.

Enfin, il est important de mentionner que l'amidon à l'état natif (brut et naturel) n'est pas présent uniquement dans les aliments crus. Il peut dans certains cas persister sous cette forme après cuisson lorsque la teneur en eau du produit a été localement insuffisante pour permettre sa gélatinisation. C'est notamment le cas de la croûte de pain et des biscuits de type sablés, dans lesquels la structure granulaire de l'amidon persiste en partie après la cuisson, diminuant d'autant leur index glycémique par rapport aux amidons qui, eux, auront été gélatinisés (par exemple, celui de la mie de pain).

Cela explique pourquoi la cuisson à la vapeur douce ou à l'étouffée, qui a un faible pouvoir d'hydratation comparé à la cuisson par immersion, entraîne une moindre gélatinisation.

Le contenu en protéines et en fibres

Pour certains glucides, le contenu naturel en protéines peut être à l'origine d'une moindre hydrolysation (digestion) des amidons, et en conséquence, d'une diminution de l'index glycémique. C'est notamment le cas de la famille des céréales.

Le phénomène est particulièrement évident dans le cas des pâtes alimentaires. La présence de gluten ralentit en effet l'action des amylases digestives, ce qui limite d'autant l'absorption de glucose.

Il apparaît d'autre part que la teneur en fibres alimentaires d'un amidon peut constituer une barrière à l'action des amylases et ainsi diminuer encore d'autant l'absorption du glucose. Toutefois, il semble que ce soit essentiellement les fibres solubles (que l'on retrouve le plus souvent dans les légumineuses ou dans l'avoine) qui peuvent jouer un rôle direct ou indirect sur la diminution de l'absorption intestinale du glucose, et ainsi, faire baisser l'index glycémique de l'amidon en question.

Le degré de mûrissement et de vieillissement

Les fruits amylacés augmentent leur index glycémique en fonction de leur degré de mûrissement. Le phénomène est particulièrement important pour la banane, beaucoup moins pour la pomme. Une banane verte aura un index glycémique assez bas (environ 35). Au terme de son mûrissement, l'index sera beaucoup plus élevé (55) du fait de la transformation de son amidon qui, au fur et à mesure du mûrissement, devient de moins en moins résistant. Le fait de cuire la banane verte entraîne le même phénomène.

L'effet de l'acidité

Des études ont montré que l'acidité avait pour effet de réduire l'index glycémique d'un glucide. C'est le cas notamment dans la fabrication du pain. Un pain confectionné avec une farine blanche standard T55 et de la levure aura un IG de 70. Mais si à partir de la même farine, en lieu et place de la levure, le boulanger utilise du levain naturel, l'IG ne sera plus que de 60 ou 65. C'est en fait l'acidité du levain qui a pour effet de diminuer l'IG de la farine.

De la même manière, le fait de consommer un produit acide au cours d'un repas contribue à diminuer la résultante glycémique du repas. C'est pourquoi, si l'on s'autorise un écart en mangeant par exemple des frites dont l'IG est élevé (95), il est recommandé dans la méthode Montignac (Phase 2) de les manger avec une grosse salade bien vinaigrée. Selon le professeur J. Brand-Miller, 20 ml de vinaigre mélangés à 10 ml d'huile d'olive diminueraient de 30 % le taux de glucose dans le sang.

La taille des particules

Lorsqu'un amylacé est broyé, plus les particules d'amidon sont fines, plus l'hydrolysation des molécules d'amidon est facilitée, ce qui a pour conséquence d'augmenter l'index glycémique.

C'est le cas des céréales lorsqu'elles sont réduites en farine. De nombreuses boutiques diététiques commercialisent une farine de blé T150 bio, dont la marque se réclame d'un procédé de fabrication spécial développant de supposées vertus digestives. Or, le procédé en question se traduit par une mouture si fine que l'index glycémique est aussi élevé

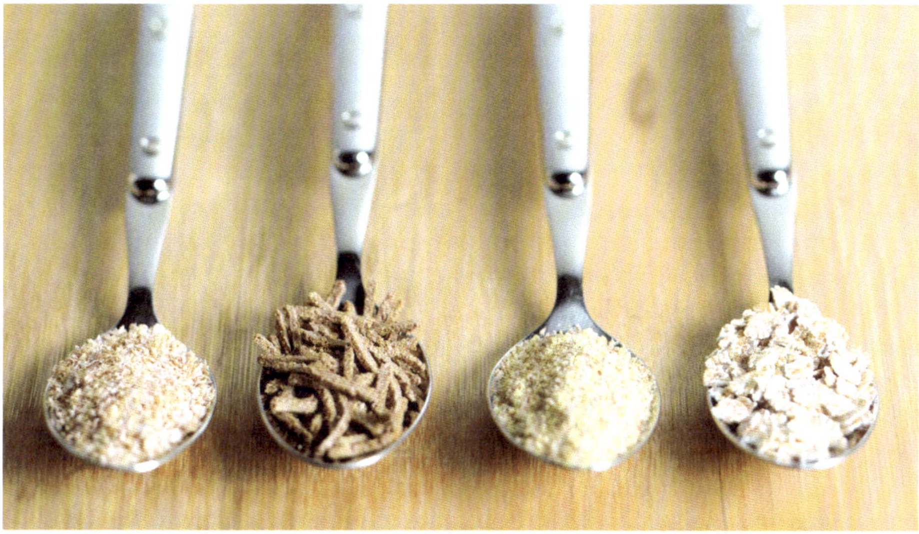

que celui d'une farine blanche. Pour les mêmes raisons, la farine de riz a un IG beaucoup plus important que le riz d'origine.

Lorsque le blé était autrefois moulu à la meule de pierre, il était réduit en grosses particules. Le tamisage, réalisé à la main, était sommaire et la farine qui en résultait restait somme toute grossière (bise). Le pain dit « blanc » de l'époque avait donc un IG qui pouvait se situer entre 60 et 65, ce qui était plutôt raisonnable. Le pain du peuple, lui, était fabriqué autrefois à partir d'une farine brute non blutée qui avait conservé l'intégralité des composants du grain de blé, d'où son nom de « pain intégral ». Comme les particules étaient assez grossières, qu'il comportait un taux élevé de fibres et de protéines, et que, de surcroît, il était travaillé au levain, l'index glycémique était évidemment encore plus bas (entre 35 et 45). Le pain intégral Montignac est conforme à ce cahier des charges.

Recommandation

Préférez une alimentation la plus proche possible de son état naturel (non raffinée, crue ou cuite à point) car la cuisson excessive augmente l'IG. C'est l'une des raisons pour laquelle nous recommandons une cuisson *al dente* pour les spaghettis. Au supermarché, analysez donc bien les ingrédients des produits préparés que vous achetez et écartez ceux qui contiennent sucre, amidon modifié, sirop de glucose, sirop de riz, malt, etc.

Quel type de glucides mangeons-nous aujourd'hui ?

Dans la partie inférieure du tableau des IG (cf. page 165), nous remarquons trois types d'aliments :

- **Céréales non raffinées** (pain intégral, pâtes et riz complet)
- **Légumineuses** (lentilles, pois secs, haricots, soja)
- **Fruits et légumes**

Ces aliments étaient consommés en grande quantité par nos parents et grands-parents. Il y a encore 50 ans, les Français mangeaient en moyenne au moins un plat de lentilles ou d'haricots ou de pois tous les deux jours. En Espagne, lentilles et pois chiches figuraient aux menus presque tous les jours.

Nous constatons que les aliments dont l'IG est supérieur à 50 sont ceux que nous consommons aujourd'hui au quotidien : confiture sucrée, maïs, riz blanc standard, pain blanc, frites, pop-corn, etc.

Sucre

C'est l'un des champions de la catégorie des « mauvais glucides ». Le sucre devrait toujours être accompagné du pictogramme « danger ». Mais certains sont peut-être troublés par cette affirmation en pensant que le sucre est indispensable. Eh bien non ! Il ne l'est pas ! Preuve en est, que pendant des dizaines de milliers d'années, l'homme n'en avait pas à sa disposition et ne s'en portait pas plus mal, bien au contraire.

Le sucre, il y a moins de deux siècles, était encore un produit de luxe peu accessible à la majorité de la population. Aujourd'hui, il fait peut-être indirectement autant de ravages que l'alcool et la drogue réunis compte tenu de sa surconsommation. Mais alors, vous demandez-vous, si l'on supprime totalement le sucre, comment va-t-on pouvoir maintenir dans le sang le taux minimal indispensable ? Bonne question !

Sachez que l'organisme a besoin de glucose (qui est un substrat énergétique) et non pas de sucre. Les fruits, les aliments complets, les légumineuses et les céréales, notamment, apportent ce glucose. Et en l'absence transitoire de glucides (comme pendant certaines épreuves sportives), l'organisme sait recourir à d'autres formes d'énergie dont il a besoin, à partir des graisses de réserve par exemple. Evitez le sucre le plus possible puisqu'il ne sert à rien !

Farine blanche

Pendant des siècles, le pain consommé par la majorité de la population était fabriqué avec des farines brutes de mouture (intégrales) ou bises (légèrement blutées) dont l'IG était naturellement bas. La farine blanche quant à elle, était rare et chère, car tamisée à la main.

Il fallut attendre l'invention du moulin à cylindre en 1870 pour que la majorité de la population ait accès aux farines raffinées dites « farines blanches », lesquelles sont devenues de plus en plus blanches après la deuxième guerre mondiale pour pouvoir être mieux conservées.

Or, en blutant intensément une farine, c'est à dire en lui faisant subir un raffinage important, non seulement on appauvrit considérablement sa valeur nutritionnelle, mais surtout on augmente son index glycémique. C'est ainsi que le pain blanc ordinaire aura un IG de 70, soit autant que le sucre, et que la farine hyper raffinée utilisée dans le fast-food aura un IG de 85.

On réalise ainsi que le pain qui a toujours été un produit de base dans notre alimentation est devenu, depuis le début du XXème siècle, de plus en plus hyperglycémiant au point de figurer en tête du tableau des IG très élevés pour les pains industriels (hamburger, hot dog, sandwich...)

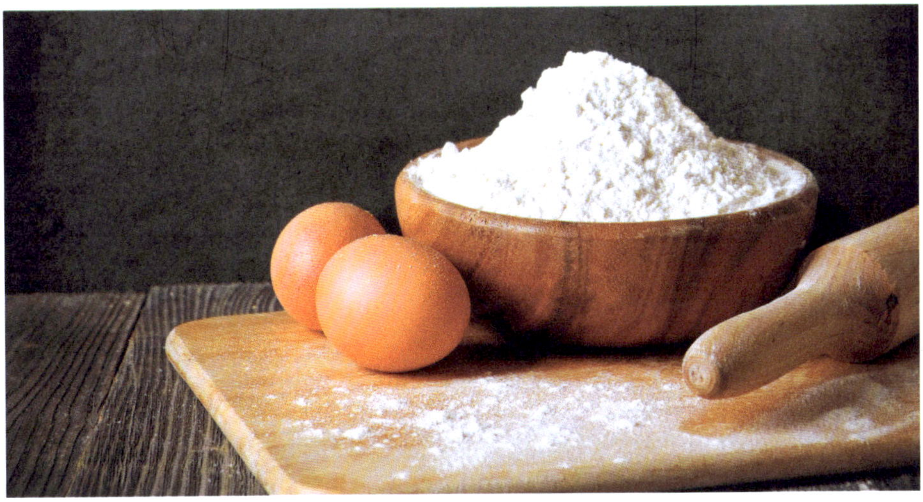

Riz

La plupart des riz traditionnels asiatiques, comme le Basmati par exemple, ont un index glycémique moyen (45-50). En revanche, les espèces à haut rendement qui ont été sélectionnées pour être cultivées dans les pays occidentaux, ont des index glycémiques élevés. Plus un riz est glutineux, plus son index glycémique est élevé. C'est aussi le cas des riz précuits (IG : 90).

Comme précisé précédemment, la cuisson des riz peut faire varier son pouvoir glycémiant. Plus le riz est cuit longtemps et plus le volume d'eau de cuisson est important, plus il a tendance à gélatiniser, ce qui a pour effet d'augmenter son index glycémique. C'est pourquoi il faut toujours cuire le riz à la façon asiatique qui consiste à mettre deux volumes d'eau pour un volume de riz, en le laissant gonfler après avoir rapidement coupé la source de chaleur.

Tout traitement industriel particulier du riz, comme la cuisson prolongée, conduit à augmenter son index glycémique. C'est le cas du riz instantané (IG : 85), des gâteaux de riz (IG : 85) ou encore des galettes de riz soufflé (IG : 85).

Quant au riz sauvage indien, qui est en réalité une ancienne variété d'avoine, il peut être consommé sans restriction puisque son index glycémique est faible (IG : 35).

Maïs

Le maïs fut découvert avec l'Amérique. Il constituait alors la base de l'alimentation des Amérindiens. Son IG était alors très bas (35). Mais comme son rendement était très faible, les botanistes n'ont eu de cesse d'en faire une céréale plus productive.

Le maïs moderne (sweet corn) est donc le résultat de toute une série d'hybridations et autres sélections génétiques qui ont considérablement amélioré le rendement, mais dont l'effet secondaire a été une élévation importante de l'index glycémique. C'était sans doute le prix à payer !

Pomme de terre

Les pommes de terre n'existaient pas non plus dans l'alimentation courante au début du XIXème siècle. Pendant longtemps, elles n'ont servi qu'à engraisser les cochons. C'est pour lutter contre les famines qui sévissaient à l'époque de la Révolution française que la pomme de terre fut introduite dans l'alimentation humaine.

Sa consommation a augmenté progressivement jusqu'à nos jours. Mais vous remarquerez que l'IG de la pomme de terre est moyen (65) si elle est cuite à l'eau dans sa peau, ce qui était autrefois la forme la plus courante de sa consommation.

Aujourd'hui, et ce depuis une soixantaine d'années, on consomme majoritairement les pommes de terres frites ou cuites au four dont l'IG est très élevé (95). C'est donc un aliment hyperglycémiant supplémentaire qui fait partie de l'ordinaire de nos contemporains.

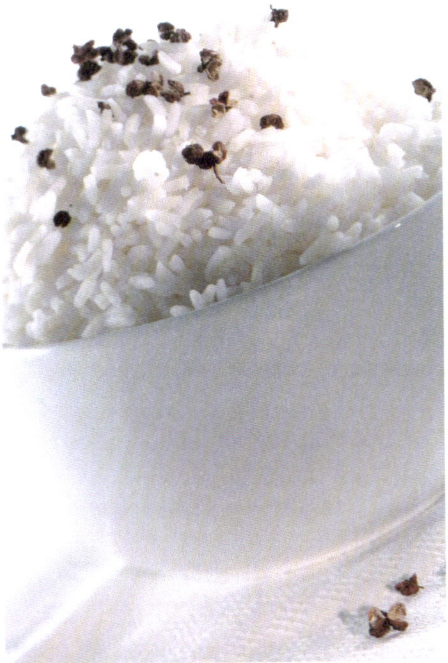

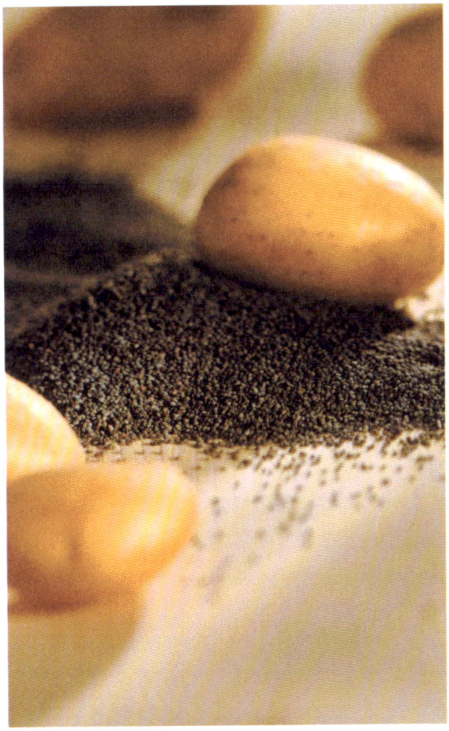

PARAMÈTRES ALIMENTAIRES

Les aliments sont composés de nutriments, c'est-à-dire de substances assimilables par l'organisme et destinées à le maintenir en vie. Ces nutriments se regroupent en deux catégories :

1. Les nutriments énergétiques.

Leur rôle est de fournir de l'énergie, mais aussi de servir de matière première à de nombreuses synthèses entrant en jeu dans la construction et la reconstruction de la matière vivante. Ils comprennent :

- Les glucides ou hydrates de carbone.
- Les protéines ou protides.
- Les lipides ou graisses.

2. Les nutriments non énergétiques.

Ils sont nécessaires à l'assimilation et au métabolisme des précédents. Certains servent de catalyseurs aux innombrables réactions chimiques qui les mettent en jeu. On dénombre :

- Les fibres.
- L'eau.
- Les sels minéraux.
- Les oligoéléments.
- Les vitamines.

Les glucides : la qualité, non la quantité

Définition

Longtemps appelés « hydrates de carbone », parce que leurs molécules sont composées de carbone, d'oxygène et d'hydrogène, les glucides (du grec glukus signifiant « doux ») sont aussi communément désignés sous le terme général de « sucres ». Les glucides ou hydrates de carbone sont des substances qui se métabolisent en glucose. On les trouve soit dans des aliments à goût sucré (fruits, miel), soit sous forme d'amidon dans les féculents (légumineuses, farines, racines, tubercules, céréales et leurs dérivés). L'absorption des glucides se fait (à jeun) dans le même laps de temps après leur ingestion. C'est pourquoi l'ancienne classification des glucides en sucres « lents » et sucres « rapides » est erronée. Leur classification se fait désormais en fonction de leur pouvoir glycémiant, mesuré par l'index glycémique. On peut ainsi faire la distinction entre les « bons glucides » à index faible et les « mauvais glucides » à index glycémique élevé.

Classification des glucides

Les glucides à une seule molécule (monosaccharide)

- le glucose, que l'on trouve dans le miel en faible quantité et dans les fruits ;
- le fructose, que l'on trouve principalement dans les fruits ;
- le galactose, que l'on trouve dans le lait.

Glucides à deux molécules (disaccharides) :

- le saccharose, qui n'est rien d'autre que le sucre blanc (en poudre ou en morceaux) que l'on extrait de la betterave ou de la canne à sucre (glucose + fructose) ;
- le lactose (glucose + galactose), qui est le sucre que l'on trouve dans le lait des mammifères ;
- le maltose (glucose + glucose), qui est extrait du malt, que l'on trouve dans la bière et le maïs.

Glucides à plusieurs molécules (polysaccharides) :

- le glycogène, que l'on trouve dans le foie des animaux ;
- l'amidon, composé de très nombreuses molécules de glucose, et que l'on retrouve dans :
  - les céréales : blé, maïs, riz, seigle, orge, avoine,
  - les tubercules : pommes de terre, ignames,
  - les racines : rutabaga, carottes, panais,
  - les graines (légumineuses) : pois chiches, haricots secs, lentilles, soja.

Certains auteurs intègrent également la cellulose, l'hémicellulose, la pectine des fruits et les gommes dans cette catégorie, mais ce ne sont, en fait, que des glucides non assimilables au moment de la digestion. Ils n'apportent donc pas d'énergie à l'organisme. Mieux vaut les classer parmi les fibres.

Les mauvais glucides

Glucides rouges

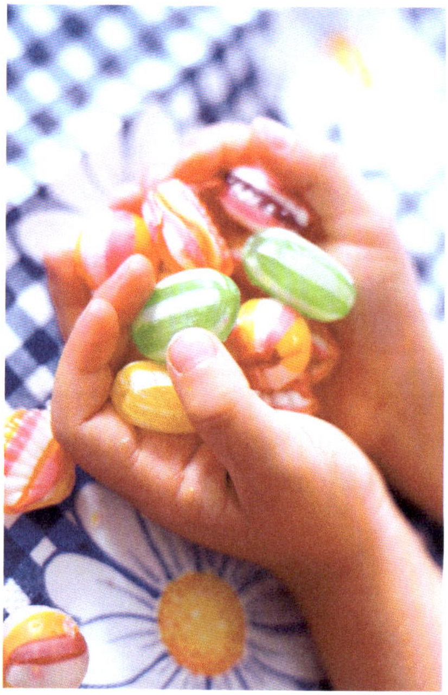

Ce sont tous les glucides dont l'ingestion a pour effet de déclencher une forte augmentation de glucose dans le sang et de provoquer, par conséquent, des hyperglycémies. Il s'agit notamment des glucides dont l'index glycémique est supérieur à 50, ce qui est le cas du sucre blanc sous toutes ses formes, pur ou combiné à d'autres aliments (boissons, friandises...), mais aussi et surtout de tous les glucides raffinés industriellement, comme les farines blanches (pain blanc, pâtes blanches et riz blanc).

On découvrira par ailleurs qu'appartiennent également à la catégorie des « mauvais glucides » certains produits de consommation courante, comme les pommes de terre ou le maïs, dont l'index glycémique est d'autant plus élevé qu'ils ont subi une transformation industrielle (fécules et flocons de pommes de terre, corn flakes, pop-corn...), ou qu'ils ont été modifiés par la cuisson (purée de pommes de terre, frites, gratin dauphinois).

- Le sucre
- Les farines raffinées
- Les pommes de terre
- Le maïs
- Le pain blanc
- Le chocolat au lait
- Les céréales soufflées (de type corn flakes)
- Les aliments industriels transformés, voire synthétisés.

Les bons glucides

Glucides orange et verts

Glucides dont l'IG est inférieur à 50

Contrairement aux précédents, ce sont des glucides qui occasionnent une libération de glucose dans l'organisme modeste, voire faible. Ils provoquent donc une augmentation réduite de la glycémie. C'est le cas de toutes les céréales brutes (farines non raffinées), du riz complet, et de nombreux féculents et légumes secs, tels que les lentilles, les pois et les haricots. On y ajoutera surtout les fruits et tous les légumes verts (poireaux, choux, salades, haricots verts…), par ailleurs reconnus pour leur richesse en fibres.

Glucides orange

Glucides dont l'IG est compris entre 35 et 50

Les pâtes complètes, les pâtes blanches standards cuites *al dente*, le raisin, les figues, etc. appartiennent à cette catégorie de glucides. Ces glucides ont un impact modéré sur la glycémie. Cependant, leur impact sur la perte de poids sera moindre s'ils sont consommés en même temps que des lipides. On pourra donc les associer à des protéines maigres tout en limitant l'ajout de graisses supplémentaires.

Glucides verts

Glucides dont l'IG est égal ou inférieur à 35.

Parmi ces glucides on trouve les légumes, les pommes, les poires, les légumineuses (lentilles, pois chiches, soja,…), le riz sauvage, le quinoa, les amandes, les noix, noisettes, le fructose (30 grammes par jour au maximum), les spaghettis Montignac à IG bas, le chocolat noir avec plus de 70% de cacao; le pain intégral Montignac (IG = 34). Leur impact sur la glycémie est faible. La réponse insulinique sera donc très faible et très graduelle. Il y aura un faible risque de stockage dans les tissus adipeux. Ils pourront être associés à n'importe quel type de protéines et (bonnes) graisses.

Les protéines

Les protéines sont des éléments de construction et de réparation de l'organisme. Elles sont nécessaires au renouvellement quotidien des tissus musculaires, des os, de la peau, des ongles, et des cheveux. Elles sont indispensables à la croissance des enfants et des adolescents, ainsi qu'à la formation du fœtus chez les femmes enceintes.

Un apport minimal de protéines est indispensable :

- À la construction et au maintien des structures cellulaires.
- À la fabrication de certaines hormones et neuromédiateurs, comme la thyroxine et l'adrénaline.
- Comme source éventuelle d'énergie pour l'organisme, en cas de besoin.
- À l'entretien du système musculaire.
- À la formation des acides biliaires et des pigments respiratoires.

Les protéines peuvent avoir une double origine :

1. Origine animale : on les trouve dans les viandes, les abats, la charcuterie, les poissons, les crustacés, les œufs, le lait, les laitages et les fromages.

2. Origine végétale : on les trouve dans le soja, les algues (spiruline), les amandes, les noisettes, mais aussi dans les céréales et les légumineuses (haricots, lentilles…)

Les protéines dans l'amaigrissement

Une augmentation de l'apport protéique peut être une aide efficace dans la phase d'amaigrissement. D'abord parce que sa métabolisation entraîne une dépense énergétique plus importante qu'avec d'autres nutriments, mais aussi parce qu'il permet d'atteindre plus rapidement un niveau de satiété satisfaisant.

L'apport protéique doit être varié

A part le blanc d'œuf, aucun aliment n'apporte un cocktail complet et équilibré d'acides aminés. C'est pourquoi il est indispensable d'avoir une alimentation variée. L'absence d'un acide aminé indispensable peut constituer un facteur limitant pouvant gêner l'assimilation des autres.

L'apport protéique

Le taux optimal d'apport protéique est de 30 %

En matière de consommation de protéine, il faut rester à un niveau d'équilibre. Notre propre expérience en la matière nous a conduit à considérer que le taux idéal d'apport protéique est de 30% de la ration alimentaire quotidienne. C'est d'ailleurs, comme l'ont montré trois études, le taux d'apports protéiques auquel on parvient spontanément dans l'application des principes de la méthode Montignac.

Car il faut savoir que le taux minimum de 15%, comme le recommande la diététique traditionnelle, est très insuffisant pour déclencher l'amaigrissement.

Les protéines jouent en effet un rôle important dans l'absorption intestinale des glucides. En fait, elles diminuent l'effet glycémiant des glucides, ce qui contribue à prévenir la prise de poids du fait d'une moindre réponse insulinique. Par ailleurs, la consommation de suffisamment de protéines entraine une bien meilleure satiété.

Il faut savoir qu'une alimentation déficitaire en protéine peut avoir de graves conséquences sur l'organisme : fonte des muscles, difficulté de cicatrisation, descente d'organe…

Si la consommation est en revanche beaucoup trop importante (plus de 40% de la ration alimentaire, ce qui est notamment le cas lors du suivi d'un régime hyperprotéiné) les conséquences sont différentes et non moins dommageables pour la santé :

- Augmentation de l'urée et de l'acide urique (goutte) pouvant entraîner d'éventuels troubles rénaux.

- Acidification de l'organisme, ce qui favorise la perte osseuse.

Les lipides

Les lipides désignent tous les corps gras, acides gras ou graisses en général. Les lipides sont nécessaires à l'alimentation. Ils fournissent de l'énergie stockable et disponible à tout moment en fonction des besoins de l'organisme. Ils président à la formation des membranes et des cellules et entrent dans la composition des tissus principalement du système nerveux.

On les classe généralement selon leur origine :

– *les lipides d'origine animale* sont les graisses contenues dans les viandes, les poissons, le beurre, les laitages, le fromage, les œufs… ;

– *les lipides d'origine végétale* sont les huiles (d'olive, de tournesol…) et les margarines.

Cependant, il est plus intéressant de classer les lipides en fonction de la nature de leurs acides gras. On distinguera ainsi :

Les acides gras saturés : ils correspondent à la graisse des viandes (bœuf, veau, mouton, porc…), des charcuteries, des œufs et des laitages entiers (lait, beurre, crème, fromage).

Les acides gras monoinsaturés : on les trouve surtout dans l'huile d'olive, de colza, les graisses d'oie et de canard, et le foie gras.

Les acides gras polyinsaturés végétaux : Ils sont présents dans les huiles de graines (notamment celle de tournesol), les fruits oléagineux.

Les acides gras insaturés « trans » : ce sont les mêmes que les précédents, mais leur structure chimique a été modifiée par un traitement industriel ou par la cuisson. On les retrouve dans tous les pains industriels (shortening), la biscuiterie, la pâtisserie, la viennoiserie et les plats cuisinés.

Les acides gras polyinsaturés animaux : Ils sont présents dans les crustacés et surtout les poissons (oméga 3).

Lipides et poids

La diététique traditionnelle rend les graisses responsables de l'obésité dans la mesure où elles contiennent deux fois plus de calories que les glucides ou les protéines. C'est pourquoi elles constituent l'ennemi numéro 1 dans les régimes hypocaloriques où elles font l'objet de réductions drastiques, voire de suppression systématique.

Or ce qui importe pour nous, c'est moins les calories des graisses que l'environnement métabolique, dans lequel elles se trouvent étant donné la nature des glucides qui leur sont associés.

S'il y a de l'insuline résiduelle en fin de digestion, (du fait de l'hyperglycémie induite par la consommation de glucides à IG élevés), les graisses du repas seront pour partie orientées vers le stockage en graisses de réserve au détriment du brûlage. Inversement, les graisses seront systématiquement brûlées si les glucides qui lui ont été associés au cours du repas ont un IG très bas.

Les fibres alimentaires

Nos ancêtres mangeaient des fibres sans le savoir. Nous les avons découvertes, quant à nous, depuis peu et singulièrement : en constatant que nous n'en mangions plus assez.

Les fibres alimentaires, que l'on trouve pour la plupart dans les glucides à index glycémique bas et surtout très bas, sont des substances d'origine végétale ; elles sont généralement combinées avec d'autres nutriments. On les définit comme « des résidus végétaux résistant à l'action des enzymes de l'intestin grêle, mais partiellement hydrolysés par la flore bactérienne colique. »

Leur formule chimique est composée de glucides complexes. On les désigne parfois sous le terme de « glucides non digestibles ». Ainsi, sur certains emballages alimentaires, elles peuvent être inclues dans les glucides totaux. Mais cette assimilation est abusive, car elles ne sont pas digérées du tout et n'ont ainsi aucune incidence sur la glycémie.

Les fibres insolubles

Parmi elles, il y a la cellulose, la plupart des hémicelluloses, et la lignine. On les trouve dans les fruits, les céréales, les graines, les légumes, et les légumineuses.

En se gonflant d'eau comme des éponges, les fibres insolubles permettent d'accélérer la vidange de l'estomac, mais aussi de rendre les selles plus volumineuses et plus humides, ce qui facilite leur expulsion. Leur rôle primordial est donc de réaliser une excellente prévention de la constipation.

Les fibres solubles

Ce sont la pectine (des fruits), les gommes (des légumineuses), les alginates des algues (agar agar, carragahen,) et les hémicelluloses d'orges et d'avoine. Les fibres solubles ont le pouvoir d'absorber une très grande quantité d'eau. Elles forment ainsi un gel épais aux propriétés multiples. Par son volume important, ce gel remplit généreusement l'estomac, ce qui produit une satiété précoce. Ainsi, sans pour autant avoir consommé une alimentation substantielle, la sensation de faim est notablement réduite.

Le gel formé par **les fibres solubles freine l'absorption des glucides en en diminuant l'IG**, et réduit d'autant la glycémie et la réponse insulinique.

Comme nous l'avons vu, une faible glycémie suivie d'une modeste insulinémie (taux d'insuline dans le sang) contribue à orienter l'énergie du repas vers le brûlage au détriment du stockage. En d'autres termes, les fibres solubles sont un facteur important de la perte de poids.

Les fibres solubles réduisent également l'absorption des graisses. Elles contribuent ainsi à faire baisser le cholestérol sanguin. Elles constituent donc un facteur de protection cardiovasculaire.

L'eau

La masse liquide du corps représente 45 à 60 % du poids d'un individu adulte en bonne santé.

L'homme peut survivre des semaines sans nourriture, mais seulement quelques jours sans eau. Il peut perdre ses réserves de glycogène, de graisses, et la moitié de ses protéines sans courir de réel danger, mais une déshydratation de seulement 10 % sera une cause notable de fatigue.

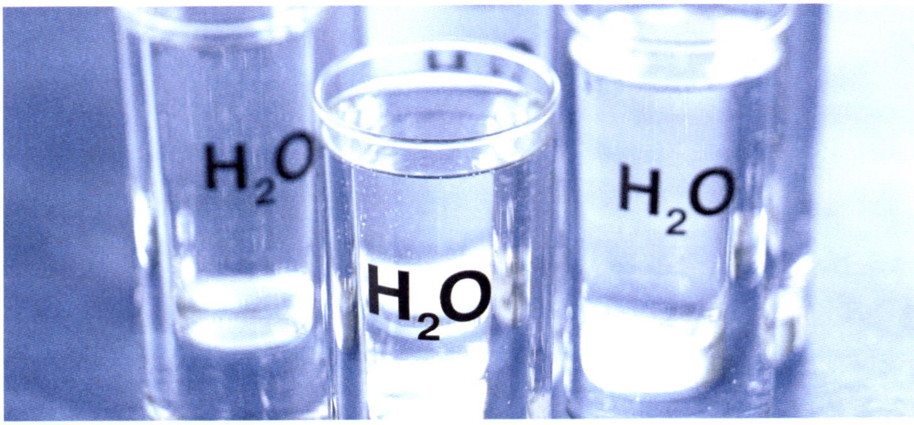

Chacun sait qu'il faut remplacer l'eau perdue par l'urine, la respiration, la transpiration et même par les matières fécales. La quantité ainsi éliminée est de l'ordre de 2 litres à 2,5 litres par jour. Le remplacement se fait par :

- Les boissons : 1,5 l/j (eau, lait écrémé, jus de fruits, thé, soupe...) ;

- L'eau contenue dans les aliments solides (le pain a par exemple un taux d'humidité de 35 %) ;

- L'eau métabolique, c'est-à-dire l'eau produite par les différents processus chimiques de l'organisme.

Si l'on boit suffisamment, les urines doivent être claires. Le fait qu'elles soient trop jaunes est le signe d'une quantité de boissons franchement insuffisante.

Les sels minéraux et les oligoéléments

Les sels minéraux sont des substances essentielles à la vie de l'homme. Ils participent d'une manière active aux différentes fonctions métaboliques et électrochimiques des nerfs, des muscles, ainsi qu'à la formation de structures telles que celles des os ou des dents. Certains minéraux ont par ailleurs un rôle de catalyseurs dans de multiples réactions biochimiques de l'organisme. Il faut classer les minéraux en deux groupes :

- Ceux dont les quantités nécessaires à l'organisme sont relativement importantes : ce sont les macroéléments.

- Ceux que l'on trouve en infime quantité : ce sont les oligoéléments.

Ces substances sont des intermédiaires qui activent les enzymes dans leur travail, et en l'absence desquels les réactions chimiques ne peuvent avoir lieu. Leur présence est donc indispensable, même si elles agissent en quantité infinitésimale.

Certains oligoéléments sont connus depuis longtemps. C'est par exemple le cas du fer, dont l'intérêt pour la santé avait été remarqué dès l'Antiquité, sans que l'on ait alors su comment il pouvait agir. Mais la plupart d'entre eux ont été découverts récemment, à l'occasion de recherches

Les sels minéraux	les oligoéléments
Le sodium	Le fer
Le potassium	L'iode
Le calcium	Le zinc
Le phosphore	Le cuivre
Le magnésium	Le manganèse
	Le fluor
	Le chrome
	Le sélénium
	Le cobalt
	Le molybdène

effectuées sur ce que l'on a coutume d'appeler les « maladies de civilisation », par exemple le manque de vitalité, ou plus exactement la fatigue.

Les oligoéléments sont des métaux ou des métalloïdes présents dans l'organisme en très faible quantité (du grec oligos signifiant « petit »). Les deux problèmes qui se posent de nos jours, à propos des oligoéléments, sont relatifs à leur quantité et à leur qualité.

La terre agricole, du fait de son exploitation industrielle intensive, par le biais de l'utilisation massive d'engrais chimiques et de phosphates, et de la non-réintroduction dans le cycle biologique d'engrais naturels d'origine animale, s'appauvrit en oligoéléments. Cela est particulièrement vrai en ce qui concerne le déficit en manganèse.

Les végétaux qui poussent sur ces sols épuisés sont à leur tour appauvris en oligoéléments. Même le monde animal est touché ; il suffit par exemple d'ajouter dans certains cas du zinc à l'alimentation des vaches pour leur permettre à nouveau de vêler. Sans zinc, la procréation ne peut avoir lieu.

Comme notre alimentation est de plus en plus déficitaire en oligoéléments, nous nous en trouvons, par voie de conséquence, carencés. C'est là, de l'avis de nombreux spécialistes, la base des problèmes pathologiques de ce début de siècle.

Il reste donc deux solutions : soit revenir en arrière, ce que propose avec succès l'agriculture biologique, soit supplémenter son alimentation de compléments alimentaires, ce qui ne devrait constituer qu'une étape de transition, avant le retour à des normes de culture plus conformes à nos besoins naturels.

Les vitamines

Au cours des siècles, on a pu remarquer, à l'occasion de circonstances particulières (cités assiégées, famines, expéditions maritimes), l'apparition de maladies en rapport manifeste avec une mauvaise alimentation. Ce fut le cas pour les hémorragies des gencives dues au scorbut, pour les troubles osseux dus au rachitisme, pour les paralysies et les œdèmes dus au béribéri ou encore pour les lésions de la peau dues à la pellagre. Il fallut attendre la fin du XIXème siècle, et surtout le début du XXème, pour qu'il soit démontré que ce déséquilibre était lié à l'absence, dans l'alimentation, de substances indispensables que l'on a appelées vitamines (du latin vita signifiant « vie »).

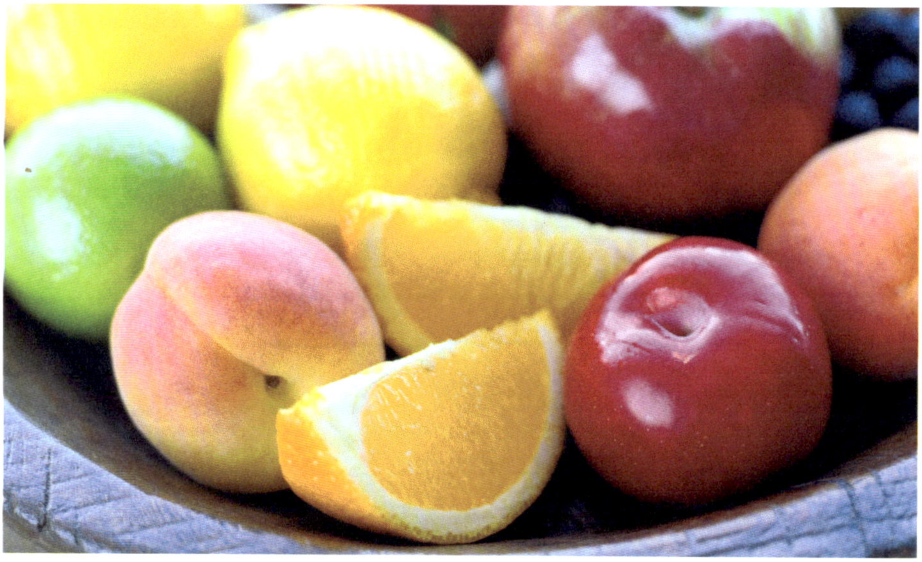

En dehors des cas historiques cités précédemment, l'existence de ces nutriments essentiels était ignorée, car la nourriture consommée par l'homme en contenait en général suffisamment pour ne pas provoquer de carences notoires. Avec le changement des habitudes alimentaires de ces dernières décennies, la généralisation de la consommation de produits raffinés (sucre blanc, farines blanches, riz blanc), le développement des cultures intensives et leurs transformations industrielles, on a décelé de plus en plus fréquemment de nouvelles carences ou tout au moins de subcarences en certaines vitamines.

Les vitamines pourraient être définies comme des composés organiques nécessaires, en petite quantité, pour maintenir la vie, promouvoir la croissance et permettre les capacités de reproduction de l'homme comme de la plupart des animaux.

Il en existe plusieurs sources. La viande maigre des animaux représente l'une d'entre elles, notamment en ce qui concerne les abats (foie et rognons), qui en offrent une concentration importante. Les graines, telles que les légumineuses, les noix, les noisettes ou les céréales entières sont également riches en vitamines. Les racines, les tubercules (pomme de terre) le sont moins. Quant aux fruits et aux légumes verts, ils le sont d'une manière inégale. Leur teneur peut varier selon la nature du sol, mais aussi selon le temps et les conditions de stockage ou encore celles de cuisson éventuelle.

Il est toujours intéressant de parler des vitamines en général, mais elles n'en constituent pas moins, par leur structure et leur mode d'action, un groupe hétérogène. Il convient donc de les considérer séparément. On peut cependant les classer en deux groupes : les vitamines liposolubles, d'une part, et les vitamines hydrosolubles, d'autre part.

Les vitamines liposolubles

Les vitamines liposolubles sont au nombre de quatre : vitamines A, D, E, et K. Dans la nature, elles sont généralement associées aux aliments gras : beurre, crème, huiles végétales, graisses et certains légumes. Les propriétés communes des vitamines liposolubles sont les suivantes :

- Elles sont stables à la chaleur et résistent même à la cuisson.

- Elles sont stockées dans l'organisme, notamment dans le foie, ce qui fait que leur carence éventuelle est longue à se manifester.

- Elles peuvent être toxiques si elles sont ingérées en excès (surtout les vitamines A et D).

Les vitamines hydrosolubles

Comme leur nom l'indique, ces vitamines sont solubles dans l'eau et peuvent donc être éliminées par les urines en cas d'excès. Bien qu'elles aient chacune des propriétés particulières, il est apparu qu'elles étaient intimement liées entre elles par les différentes réactions cellulaires dans lesquelles elles sont impliquées. Les principales vitamines hydrosolubles sont les suivantes :

- vitamine C (acide ascorbique)
- vitamine B1 (thiamine)
- vitamine B2 (riboflavine)
- vitamine PP (niacine)
- vitamine B5 (acide pantothénique)
- vitamine B6 (pyridoxine)
- vitamine B8 (biotine)
- vitamine B9 (acide folique ou folacine)
- vitamine B12 (cyanocobalamine)

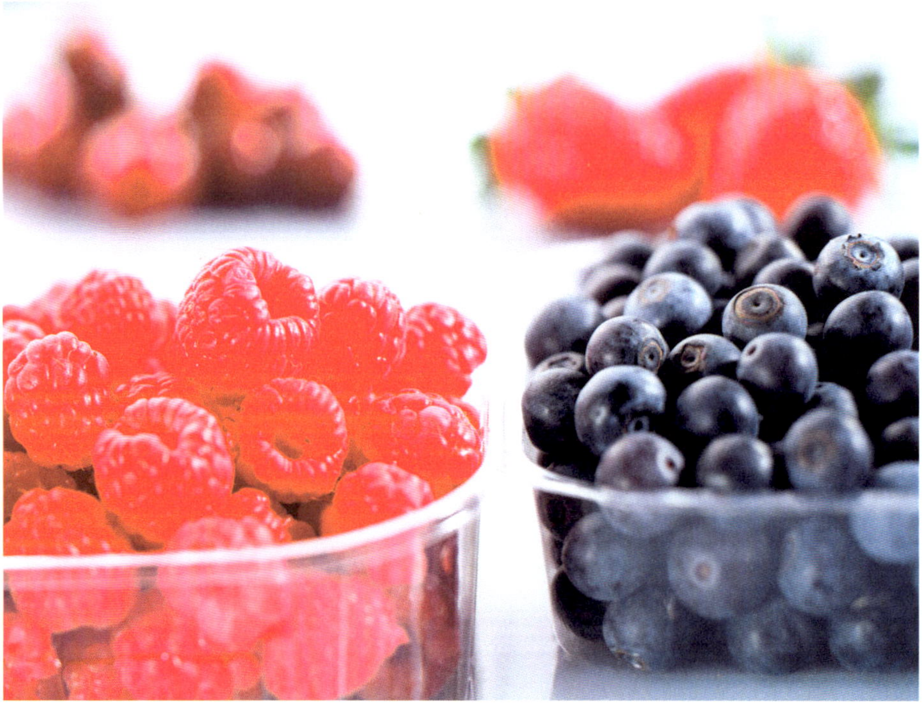

Comme les oligoéléments, les vitamines sont des catalyseurs de multiples réactions biochimiques. Les conséquences de leur absence sont assez bien connues aujourd'hui car, dans la plupart des cas, les symptômes sont manifestes. On connaît moins bien, en revanche, les conditions de leur interdépendance et les conséquences précises de leur insuffisance.

Mais ce que nous savons est cependant déjà très important. À la lumière de ces connaissances, qui s'enrichissent de jour en jour de nouvelles observations, il est impossible de ne pas être interpellé. C'est ainsi que nous sommes conduits à nous poser les bonnes questions, et à nous apercevoir qu'elles induisent pour la plupart des réponses.

PHASE 1 – AMAIGRISSEMENT

Sa durée est variable selon l'importance de la surcharge. Outre le choix judicieux des graisses et des protéines, elle consiste essentiellement à ne consommer que des aliments à index glycémique moyen et bas. Cette phase va permettre de normaliser les fonctions pancréatiques, et de ce fait de modérer les variations de la sécrétion d'insuline.

L'objectif est d'induire à la fin de chaque repas une réponse insulinique qui soit la plus basse possible. Cela supprimera toute possibilité de stockage (lipogenèse) et activera le processus de déstockage des graisses de réserve (lipolyse) qui seront brûlées grâce à l'augmentation de la dépense énergétique (thermogenèse). Sa durée doit être au minimum de 3 mois.

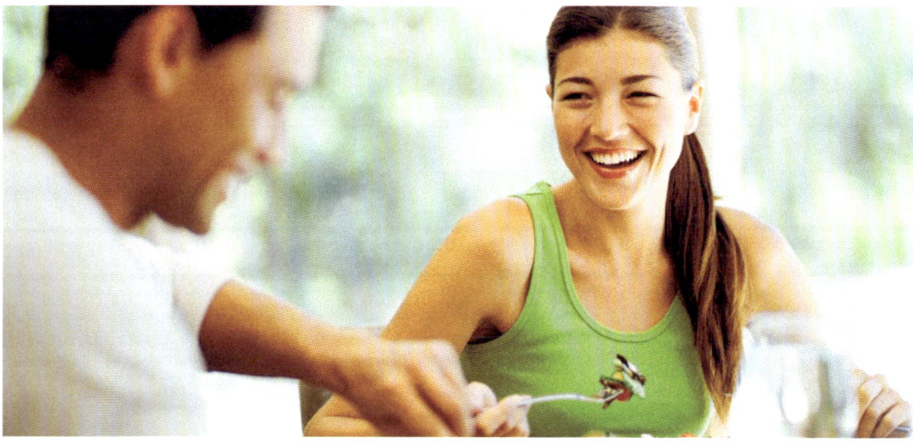

Les principes

Le premier principe consiste à se déconditionner des messages diététiques erronés, abusivement centrés sur l'aspect calorique de l'aliment qui font malheureusement partie de notre culture et que de nombreux professionnels continuent à véhiculer, malgré leur inefficacité notoire.

Le deuxième principe est fondé sur le choix des aliments en fonction de leur potentialité métabolique.

- **Les glucides** sont choisis d'une manière préférentielle parmi ceux dont l'index glycémique (IG) est moyen et surtout bas.

• **Les protéines** sont choisies en fonction de leur origine (végétale, animale), de leur complémentarité et de leur neutralité sur les processus de la prise de poids (hyperinsulinisme). Les protéines de lactosérum seront évitées.

• **Les lipides** sont choisis en fonction de la nature de leurs acides gras car nous savons aujourd'hui que :

- *Les graisses saturées* sont prioritairement stockées.

- *Les graisses monoinsaturées* (huile d'olive, huile de colza, amandes, avocat...) sont difficilement stockables. Elles ont par ailleurs l'avantage de faire diminuer la glycémie, ce qui contribue à réduire la réponse insulinique.

- *Les graisses polyinsaturées*, surtout les omégas 3 (poisson, huile de colza, de noix, de germe de blé, de lin, de chanvre,...) sont quasiment instockables. Il a même été démontré qu'une alimentation riche en oméga-3 pouvait constituer un facteur supplémentaire de perte de poids.

Ainsi :

- *Les acides gras polyinsaturés* (oméga-3), de même que les acides gras monoinsaturés (huile d'olive) seront privilégiés.

- *Les acides gras saturés* (beurre, graisse de viande ...) de même que les acides gras « trans » générés par la transformation industrielle de certains aliments seront évités.

L'équilibre alimentaire

L'équilibre alimentaire dans la méthode Montignac est de :

• **40%* de glucides :** 1/3 de glucides à IG bas et 2/3 de glucides à IG très bas.

• **30%* de protéines :** moitié végétales, moitié animales en limitant au minimum les protéines de lactosérum.

• **30%* de graisses :** 25% maximum de saturées, 45% de monoinsaturées et 25% de polyinsaturés en respectant le ratio (5-1) entre oméga 6 et oméga 3.

* Pourcentage de la ration calorique quotidienne.

Ne jamais sauter de repas

La règle qui consiste à respecter les trois repas par jour pourrait paraître trop simple pour être mentionnée. Elle est pourtant de la plus grande importance. Elle implique en tout cas qu'il ne faut jamais sauter de repas et éviter naturellement le grignotage à l'américaine.

Ce sont généralement ceux qui ont peur de grossir qui s'aventurent à sauter des repas, et notamment celui de midi :

Si vous sautez un repas, votre organisme est en état de manque, il s'affole, se trouve donc sur la défensive au repas suivant et en profite délibérément pour faire des réserves. Ces réserves sont d'ailleurs d'autant plus substantielles que le repas est généreux.

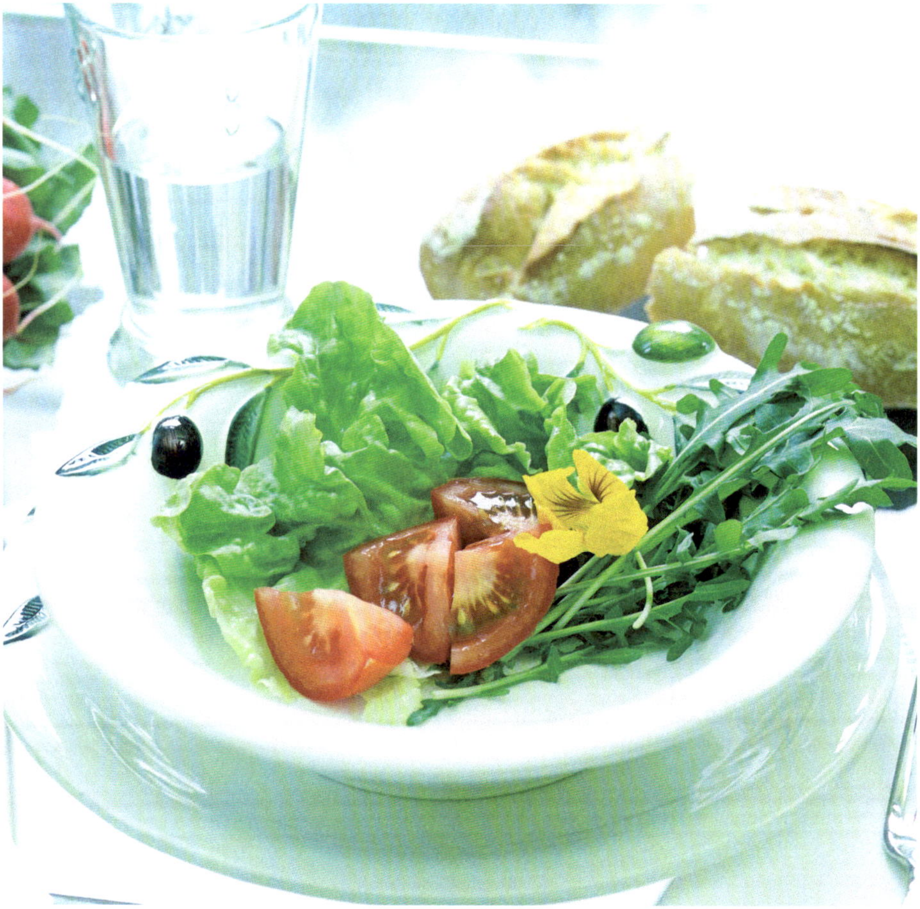

Les trois 3 types de repas

En Phase I, il existe **trois** types de repas :

- **Le repas M Glucide ou Glucido-Protéique (GP)** composé de glucides dits « verts » dont l'IG est compris entre 0 et 35, ainsi que ceux dits « oranges » dont l'IG est compris entre 35 et 50. Les graisses sont admises en très petite quantité.

- **Le repas M Gourmand ou Protido-Lipidique (PL)** composé de glucides dont l'IG est inférieur à 35. En quantité normale, les graisses sont admises dans ce type de repas.

- **Le repas M Léger ou GP/PL Léger** composé de glucides dont l'IG est inférieur à 35. Les graisses sont admises en très petite quantité.

Le repas M Glucide (GP)

Composition :

- **Glucides** dont l'IG le plus élevé est 50.

- **Protéines** maigres

- **Lipides :**

  Huiles végétales en quantité limitée : au maximum 1 cuillère à soupe de monoinsaturées et/ou polyinsaturées (huile d'olive, huile de colza, d'amandes, de noix, de germe de blé, de lin, de chanvre,...)

Ou

  Graisses végétales provenant des fruits oléagineux (6-7 oléagineux) ou des végétaux à dominante lipidique (½ avocat).

Théoriquement, le repas M Glucide (GP) – comme le M Léger – ne contient aucune graisse. Dans la réalité, ce n'est pas totalement vrai puisque même la viande la plus maigre contient une part de graisses cachées.

Pour le M Glucide et le M Léger, les protéines choisies seront donc maigres, ce qui signifie que:

- Dans sa totalité, le taux de lipides de ce repas ne devra pas excéder 5 g.
- 1 cuillerée à soupe de monoinsaturées ou/et polyinsaturées est autorisée en plus.
- Les graisses saturées ne devront pas excéder 3g dans l'ensemble du repas.

Vous avez toujours la possibilité de faire le calcul en respectant ces proportions à partir d'une table de composition comme celle de l'Ansee : (http://www.ansespro.fr/TableCIQUAL/index.htm)

Cependant, de façon plus pratique, nous vous suggérons la liste suivante des sources protéiques possibles pour le M Glucide et le M Léger sur la base des portions habituellement consommées. Bien sûr, les quantités sont données à titre indicatif. Pour des raisons de simplification, considérez cette liste comme exhaustive.

Sources protéiques MAIGRES établies selon des portions usuelles

Aliments	Portions
Blanc d'œuf	2g
Laitage 0%	125g
Fromage allégé < 6%	50g
Poissons maigres	150g
Fruits de mer	80-150g
Dinde : jambon	80g
Porc : jambon cuit découenné	80g
Bœuf : viande des Grisons	50g
Dinde : escalope	120g
Porc : bacon	50g
Bœuf : roast beef	130g
Veau : escalope	130g
Autruche	130g
Poulet : blanc	130g
Bœuf : filet maigre	130g

Exception possible : les poissons gras (130 g) d'origine sauvage (car très riche en oméga 3).

Remarque : au vu des nouvelles informations sur la très haute toxicité des poissons gras d'élevage (saumon), la dénaturation de leur chair et la très faible quantité d'oméga 3, nous déconseillons leur consommation.

Quand prendre un repas M Glucide ou Glucido-Protéique (GP) ?

Le petit déjeuner est la plupart du temps de type M Glucide. Il est composé de glucides à IG moyen (pain intégral, céréales intégrales, confiture sans sucre, fruits...) et limité en graisse. Les protéines sont les bienvenues pourvu qu'elles soient maigres.

Exemple de menu : 2-3 tranches de pain intégral, confiture sans sucre, yaourt 0%, fruit.

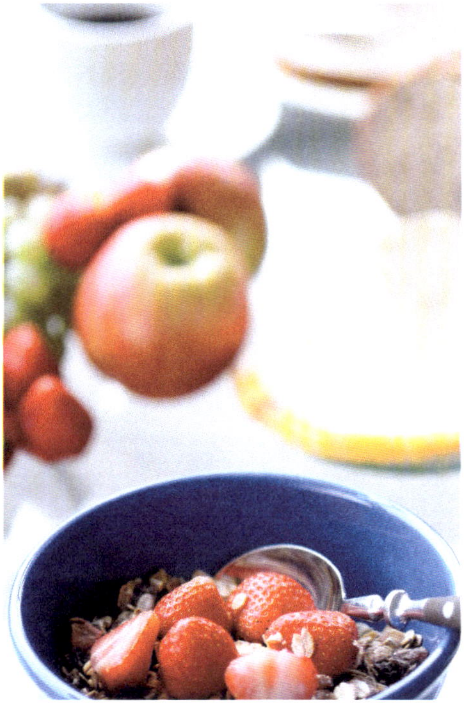

Le dîner est aussi, souvent, un repas de type M Glucide. Il est ainsi majoritairement composé de glucides à IG moyen (spaghettis, riz basmati, quinoa, légumineuses, crudités, légumes, fruits...), de protéines maigres et de très peu de graisses.

Résumé

Type	M Glucide
Correspondance	GP
Repas préférentiel	petit déjeuner
Autre repas possible	dîner
Glucides	orange/vert
Lipides	limité
Protéines	maigre

Le repas M Gourmand ou Protido-Lipidique (PL)

Composition

- **Glucides verts** dont l'IG est égal ou inférieur à 35.
- **Protéines** qui peuvent contenir des graisses cachées en quantité normale (viandes, poissons, œufs, fromages, charcuteries pas trop grasses,...).
- **Lipides :** en quantité normale, ceux qui proviennent du mode de cuisson, des sauces, de l'accompagnement ou de l'assaisonnement (huile d'olive, jus de cuisson, vinaigrette).

Même si ce repas admet les graisses, on évitera les plats qui en contiennent en excès tels que les fritures, les fondues, les rillettes, les plats baignant dans l'huile, les charcuteries grasses. On enlèvera aussi les morceaux de graisse visibles sur les viandes.

Quand prendre un repas M Gourmand (PL) ?

Le déjeuner est généralement de type M Gourmand (PL) avec une composition classique :

- **Entrée :** crudités + vinaigrette
- **Plat principal :** viandes/poissons/œufs
- **Accompagnement :** légumes/légumineuses/préparations céréalières à IG bas
- **Dessert :** fromage, fruit, laitage, dessert Montignac.

1 à 2 fois par semaine, le petit déjeuner peut être M Gourmand et être composé par exemple de fruit, saumon fumé, œuf au plat, fromage à pâte dure.

Résumé

Type	M Gourmand
Correspondance	PL
Repas préférentiel	déjeuner
Autre repas possible	petit déjeuner 1-2 fois/semaine
Glucides	vert
Lipides	normal
Protéines	normal en graisse

Le repas M Léger ou GP/PL léger

Composition

Composé de glucides à IG bas et comportant très peu de matières grasses, le repas M Léger est le repas le plus efficace pour déstocker les graisses. Il est composé de :

- **Glucides verts** dont l'IG est égal ou inférieur à 35 (comme en M Gourmand)
- **Protéines maigres** (comme en M Glucide) - privilégiez le poisson qui est plus digeste que la viande.
- **Lipides** en faible quantité (comme en M Glucide)

Quand prendre un repas M Léger ou PG/PL léger ?

Le M Léger est vraiment le repas type du soir car c'est :

un repas limité en graisse, qui évitera une mise en réserve facilitée par l'inactivité pendant le sommeil; un repas léger et digeste puisque les viandes grasses et les graisses sont limitées. Leurs assimilations peuvent en effet gêner les fonctions d'éliminations qui sont prédominantes pendant la nuit.

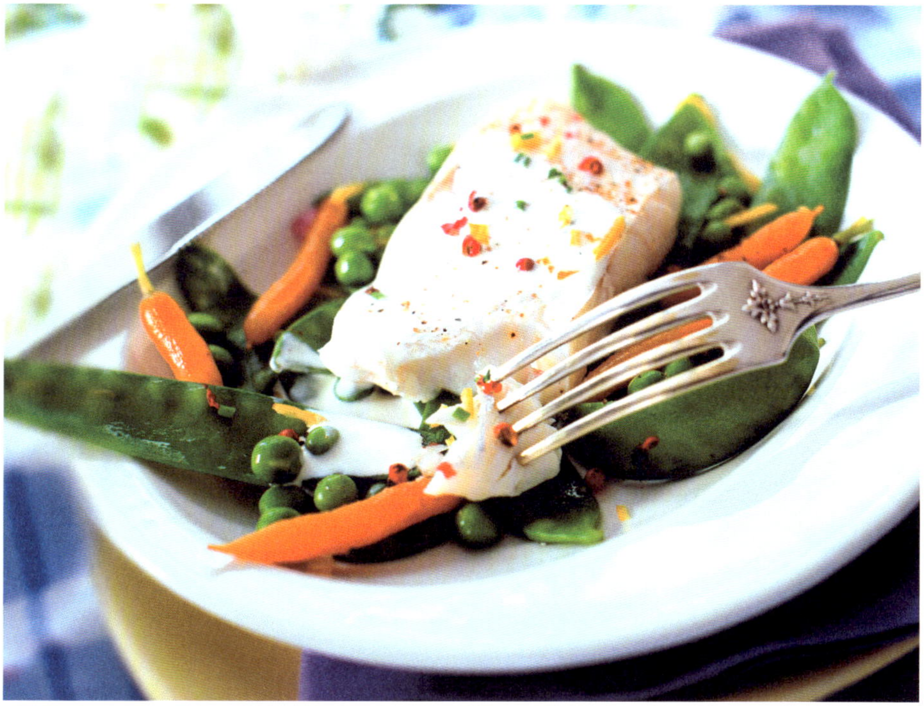

Les autres types de repas peuvent être remplacés par un M Léger dans les cas suivants : pour rattraper des écarts ponctuels, sur le repas ou la journée d'après, en cas de forte résistance à l'amaigrissement. Mais en situation normale, on conservera bien les 3 types de repas pour des raisons d'équilibre alimentaire.

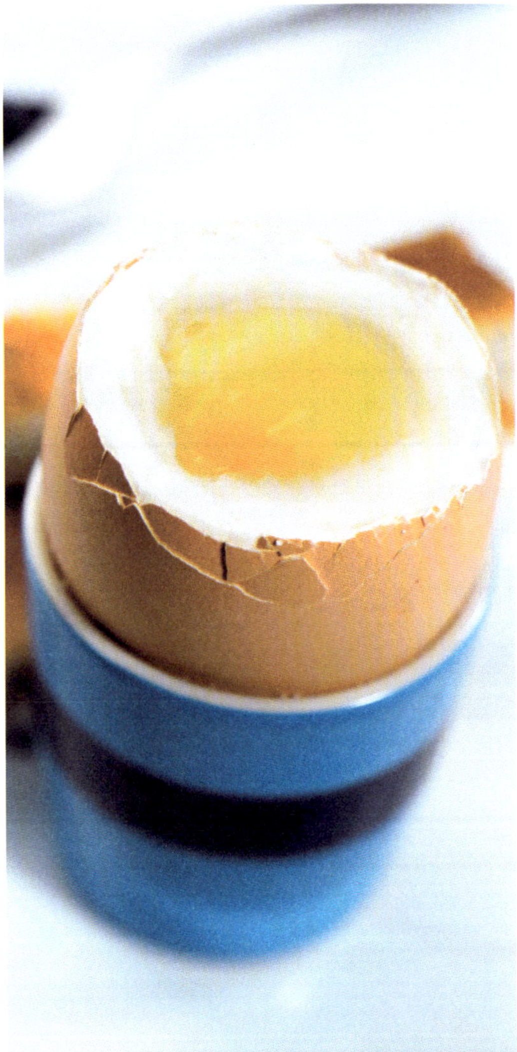

Dans les ouvrages précédents de la méthode, le petit déjeuner était traditionnellement un M Glucide car le choix des farineux de ce repas était principalement d'IG orange. Cependant, depuis le développement de produits tels que le pain intégral Montignac (IG vert) et le muesli tibetain Montignac (IG vert), il est dorénavant plus facile de composer un petit déjeuner dont l'impact glycémique est encore réduit. Un M Léger à ce repas est équivalent au M Glucide en termes d'équilibre alimentaire.

Résumé

Type	M Léger
Correspondance	GP/PL Léger
Repas préférentiel	dîner
Autre repas possible	petit déjeuner sans limitation
Glucides	vert
Lipides	limité
Protéines	maigre

Résumé des trois repas

Type	M Glucide	M Gourmand	M Léger
Correspondance	GP	PL	GP/PL Léger
Repas préférentiel	petit déjeuner	déjeuner	dîner
Autre repas possible	dîner	petit déjeuner 1-2 fois/semaine	petit déjeuner sans limitation
Glucides	orange/vert	vert	vert
Lipides	limité	normal	limité
Protéines	maigre	normal en graisse	maigre

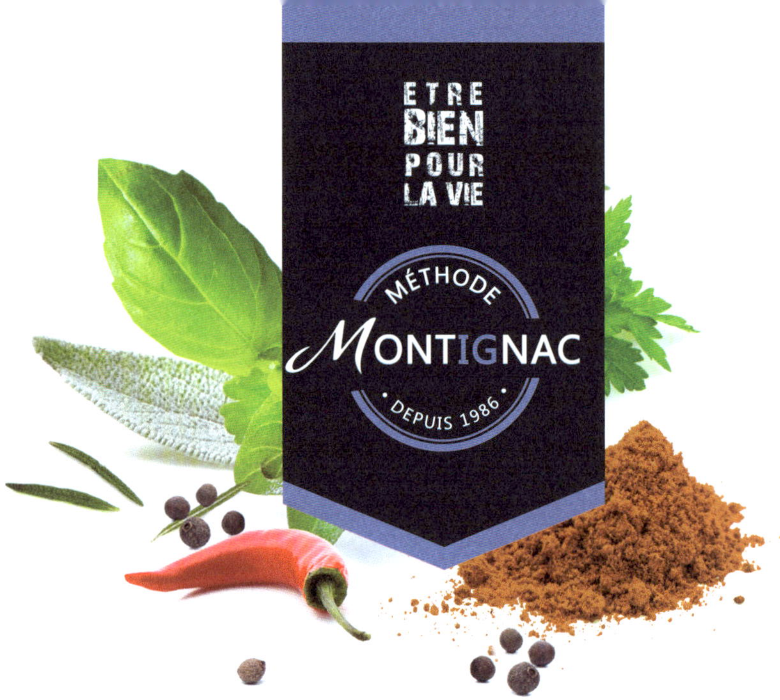

AIDE MÉMOIRE

MAIGRIR SANS REPRENDRE DE POIDS, C'EST FACILE AVEC LA MÉTHODE MONTIGNAC

La Phase d'amaigrissement de la méthode Montignac comporte 3 types de repas[1] .

Le repas M Glucide (PG)
idéalement au petit déjeuner et diner

Ce type de repas comprend du couscous, muesli, riz basmati, etc. Ce sont des glucides dont l'index glycémique[2] est compris entre 35 et 50. Nous les identifions avec la couleur orange.
On peut associer à ce type de glucides des protéines maigres : blanc d'œuf, laitage 0%, fromages allégés, poissons maigres et fruits de mer, blanc de poulet et de dinde, jambon cuit de porc, de dinde et de poulet, escalope de veau, viande séchée, roastbeef, autruche.
1 cuillère à soupe par personne d'huile d'olive ou de colza (acides gras mono-insaturés[3]) ou d'huile de noix, de lin ou de germe de blé (acides gras oméga-3[4]) est autorisée en accompagnement.

exemple 1 couscous et blanc de poulet

exemple 2 riz basmati et moules aux échalotes et au vin blanc

Le repas M Gourmand (PL)
idéalement au déjeuner

Ce type de repas comprend des haricots blancs, brocolis, tomates, pois chiches, etc. Ce sont des glucides dont l'index glycémique est inférieur ou égal à 35. Nous les identifions dans le texte, par la couleur verte.
On peut associer à ce type de glucides des protéines qui contiennent des graisses en quantité normale (œufs, volailles, viandes, fromages). On évitera cependant les fritures, les fondues, les plats qui baignent dans l'huile, et les charcuteries grasses (rillettes, saucissons, saucisses).

exemple 1 salade verte vinaigrette et omelette au fromage.
exemple 2 flageolets ou poêlé de légumes et faux-filet.

Le repas M Léger
idéalement au diner

Ce type de repas comprend le même type de glucides que le repas M Gourmand (haricots blancs, brocolis, tomates, pois chiches, etc.), toujours repérables par la couleur verte, auxquels on associe cette fois, des protéines maigres : blanc d'œuf, laitage 0%, fromages allégés, poissons maigres et fruits de mer, blanc de poulet et de dinde, jambon cuit de porc, de dinde et de poulet, escalope de veau, viande séchée, rosbif, autruche.

exemple 1 spaghettis à IG bas Montignac aux crevettes.
exemple 2 lentilles épicées aux tomates et escalope de veau.

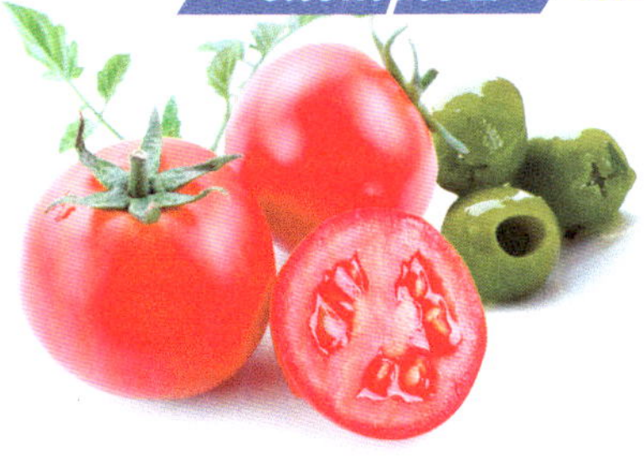

1. Pour en savoir plus sur les types de repas Montignac, voir le livre Régime Index Glycémique (Alpen 2013) ou Recettes Minceur Midi et Soir (Alpen 2013).
2. Une liste des index glycémiques des aliments les plus courants est disponible sur le site www.montignac.com
3. Les huiles végétales les plus riches en acides gras mono-insaturés (AGMI) sont l'huile d'olive et l'huile de colza.
4. Les acides gras oméga-3 sont des acides gras poly-insaturés (AGPI) que l'on trouve en grandes quantités dans certains poissons gras et les huiles de lin, noix, colza, germe de blé et soja.

Voici quelques principes de la Méthode Montignac indiquant les bonnes habitudes alimentaires à prendre.

BOISSONS

Alcool

L'alcool fait grossir ! C'est ce que vous pensez parce que c'est ce que l'on vous a dit. On vous a même peut-être donné mauvaise conscience en insinuant que tous les kilos en trop que vous aviez, devaient être mis sur le compte de l'alcool bu régulièrement. Nous allons essayer de faire objectivement le point sur cette question.

C'est vrai que l'alcool peut contribuer à la prise de poids s'il est consommé en quantité excessive. Mais si l'on reste très raisonnable, il peut être neutre. Dans la phase d'amaigrissement, il conviendra donc de limiter sa consommation à un seul petit verre de vin (15 cl) bu à la fin du repas. Mais pour mettre toutes les chances de son côté, il vaudrait presque mieux s'abstenir de cette dose symbolique pour ne pas être tenté d'en prendre plus.

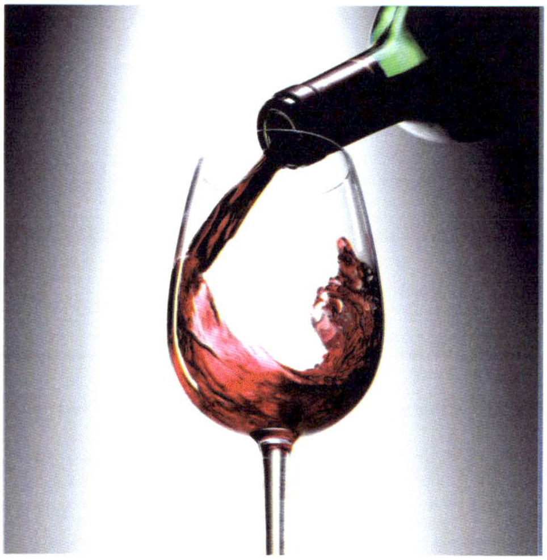

Comment l'alcool entraîne une prise de poids?

Vous ne devriez pas boire d'alcool avant un repas. Sinon, vous ne perdrez pas de poids. Ceci est dû au fait que l'alcool fournit de l'énergie qui est rapidement utilisée par le corps. Lorsque vous buvez de l'alcool avec l'estomac vide, votre corps ne puise pas dans ses réserves de graisse pour fournir de l'énergie. Il va utiliser l'alcool à la place. De cette manière, l'alcool empêche votre corps de perdre du poids. Mais cela se produit uniquement lorsque votre estomac est vide. La présence de nourriture dans votre estomac empêche l'alcool d'être immédiatement relâché dans le sang et bloque l'accélération du processus de stockage des graisses.

Que faut-il manger avant de boire ?

Lorsque l'estomac est déjà rempli, en particulier avec des graisses et des protéines sous forme de viande, de poisson et de fromage, l'alcool se métabolise beaucoup moins rapidement. Deux ou trois petits morceaux de fromage de la taille d'un dé et une tranche de saucisson sec sont suffisants pour tapisser l'estomac et ralentir la vitesse à laquelle l'alcool va être absorbé dans le sang, évitant ainsi une hausse soudaine du taux de sucres dans le sang.

Qu'en est-il du vin et du champagne ?

Si vous buvez un verre de 10cl de vin ou de champagne vers la fin de vos repas principaux, cela n'aura aucun effet néfaste. Le vin rouge est meilleur que le vin blanc parce qu'il est riche en antioxydants. Le vin doit être sec et ne doit contenir aucun additif ni conservateur. Si vous ne pouvez pas remplir ces conditions, mieux vaut ne pas boire d'alcool du tout. En revanche, si les conditions sont remplies, ces verres de vin ne provoqueront pas de réponse insulinique. Vous pouvez donc en boire deux petits verres par jour.

Les bienfaits du vin

De nombreuses études scientifiques ont démontré que le vin, et particulièrement le vin rouge, possède des propriétés médicinales et protectrices. L'effet bénéfique du vin provient essentiellement de ses puissants antioxydants, qui offrent une précieuse protection contre les déchets du processus métabolique. Lorsqu'ils sont consommés en petites quantités, les antioxydants présents dans le vin peuvent prévenir le développement de certains cancers, de maladies cardiovasculaires et même de la maladie d'Alzheimer. De plus, le vin peut améliorer la manière dont votre pancréas va réagir au glucose présent dans le sang, ce qui aide à réduire l'hyperinsulinémie.

Qu'en est-il des apéritifs ?

Lorsque l'estomac est déjà rempli et particulièrement de protéines-lipides (viandes, poissons, fromages), l'alcool se métabolise beaucoup moins rapidement et contribue ainsi peu à produire des graisses de réserve. Ce qu'il faut en revanche abandonner définitivement en Phase 1, c'est l'apéritif. Si vous ne pouvez pas faire autrement qu'accompagner vos invités, prenez quelque chose de non alcoolisé comme un jus de tomate ou un Perrier- tranche.

Qu'en est-il de la bière ?

Il faut être prudent avec la bière, car elle contient à la fois de l'alcool mais aussi et surtout, un glucide (le maltose) dont l'index glycémique est très élevé (IG : 110). Il faut savoir par ailleurs que l'association de l'alcool et du sucre favorise l'hypoglycémie à l'origine de fatigues.

C'est pourquoi si vous êtes un gros buveur de bière, il vaudra mieux accepter d'en consommer beaucoup moins et particulièrement en dehors des repas. Au cours des repas, vous pourrez éventuellement conserver la consommation de 25 cl maximum.

Les jus de fruits

Les jus de fruits industriels que l'on trouve dans le commerce contiennent beaucoup de sucres et peu de fibres. Il faut donc les bannir à tout prix. Même les produits dont les étiquettes indiquent «fraîchement pressé» peuvent contenir des sucres ajoutés.

Le pire, c'est que la pulpe de beaucoup de ces jus de fruits a été retirée, alors que c'est elle qui contient toutes les fibres. Bien qu'il soit de loin meilleur pour la santé de consommer un fruit dans sa totalité, vous pouvez boire, avec modération, des jus de fruits faits maison, tels que les jus d'oranges pressées. Leurs index glycémiques (IG) moyens étant de 45, ils ne vous feront pas prendre de poids.

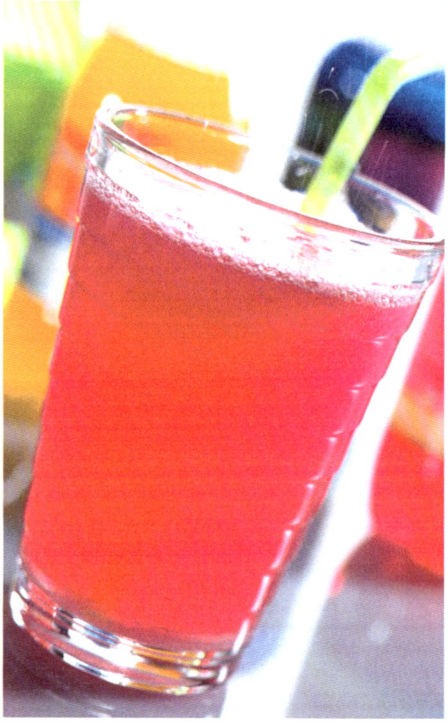

Cependant, même les jus de fruits frais que vous préparez vous-même ne contiennent pas autant de fibres que leurs fruits entiers correspondants.

Les boissons sucrées sans alcool

Évitez les boissons sucrées, même pendant la phase de stabilisation. Beaucoup de ces boissons contiennent trop de sucre et de caféine.

Les boissons sans calories contiennent des édulcorants dont les effets sur votre glycémie sont similaires à ceux du sucre. Il est donc préférable de remplacer ces boissons par un grand verre d'eau gazeuse avec une rondelle de citron.

Le thé et le café

Évitez de boire du café « normal » et choisissez plutôt du décaféiné. Le café Pur Arabica est une autre option : il a le même goût que le café, mais il contient moins de caféine. Si vous avez l'habitude de boire du thé, continuez mais n'infusez que légèrement votre thé ou bien optez pour des infusions de plantes ou de fruits.

L'espresso

Peu de gens savent que l'espresso italien contient peu de caféine. C'est parce que la forte pression de la vapeur fait que le grain de café libère son merveilleux arôme de manière très concentrée mais sans relâcher trop de caféine en même temps.

Faites-vous plaisir et accordez-vous, de temps en temps, un délicieux espresso à la fin du repas, accompagné d'un carré de chocolat noir, si vous en avez envie.

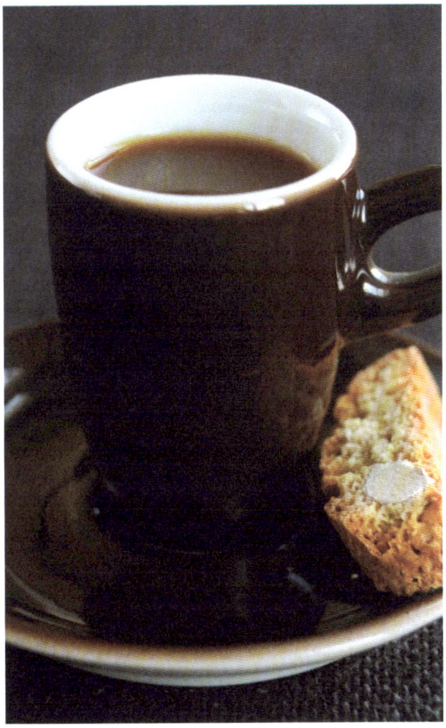

Le chocolat

Pendant la phase d'amaigrissement, vous pouvez prendre deux morceaux de chocolat noir à 70% de cacao de temps en temps en guise de dessert, mais la clé du succès, c'est la modération. Étant donné sa teneur en sucre, on pourrait se demander comment le moindre carré de chocolat peut être autorisé dans la Méthode Montignac.

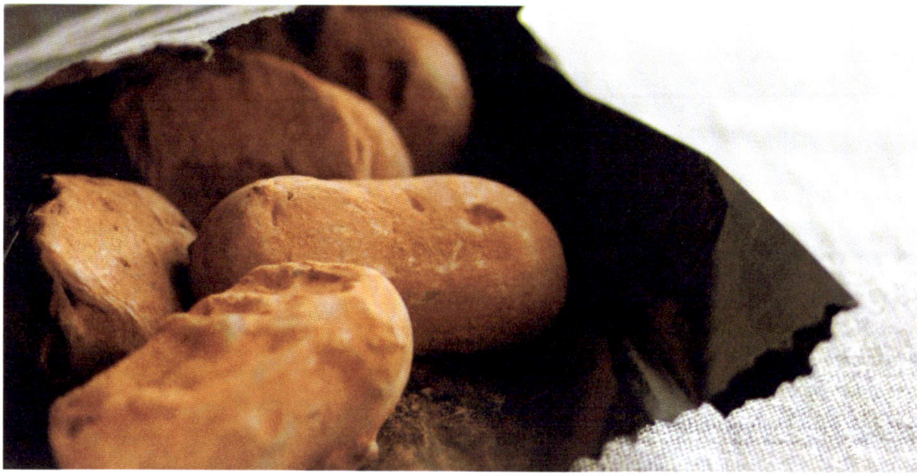

Le chocolat noir contenant au moins 70% de cacao possède un faible index glycémique (25). Ce type de chocolat contient de 25% à 29% de sucres, mais il contient également de nombreuses fibres solubles qui neutralisent le pic de glycémie dû aux sucres. C'est pourquoi, lorsque l'on observe le pic de glycémie dans le sang dans sa globalité, on constate que le mélange de sucres et de fibres conduit à un faible pic sanguin.

Vous seriez également surpris de constater que la Méthode Montignac donne une place d'honneur au chocolat alors que ce dernier contient un taux élevé de graisses saturées. Le Docteur Ancel Keys, un scientifique de l'Université du Minnesota, qui a découvert que la graisse saturée était une cause majeure des maladies cardiaques, a également démontré que les graisses saturées contenues dans le chocolat (composées d'acides stéariques), sont transformées en acide oléique pendant la digestion. C'est le même type de graisse contenue dans l'huile d'olive. 70% des acides gras absorbés dans le sang après avoir mangé du chocolat sont des acides gras monoinsaturés. De ce fait, le chocolat noir qui contient 70% de cacao peut aider à faire baisser le taux de cholestérol dans le sang.

Le Sucre et les Édulcorants

Seul le fructose provenant des fruits, des betteraves, de la canne à sucre, ou de l'agave est acceptable (pas plus de 30g par jour). Le sucre issu de l'amidon de maïs (sirop de maïs) appelé à tort le fructose, est en réalité du glucose fabriqué chimiquement. Ce sucre augmente les triglycérides et l'hyperinsulinémie.

La Stévia (*Stevia rebaudiana*), connue dans son pays d'origine sous l'appellation d' «herbe douce», est une vraie alternative au sucre. Elle contient une molécule complexe appelée stévioside, qui possède un pouvoir sucrant tout à fait exceptionnel : 300 fois plus que celui du sucre.

C'est un édulcorant complètement naturel et providentiel puisqu'il n'a été noté aucun effet négatif sur la santé, ce qui n'est pas le cas de la plupart des édulcorants chimiques, et notamment de l'aspartame, véritable poison.

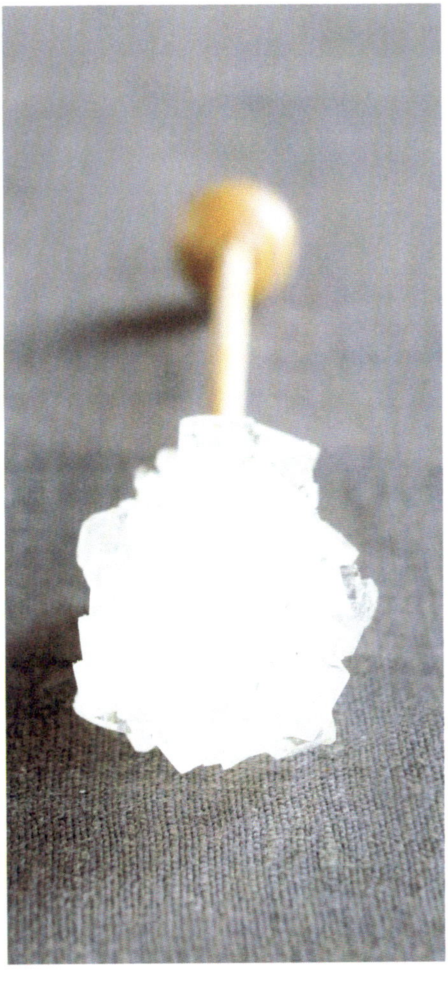

Son goût est très proche du sucre classique. Cependant, certaines préparations peuvent faire ressortir un goût de réglisse un peu plus prononcé. Cette plante ne contenant pas de sucre, son index glycémique est bien sûr nul.

Cet édulcorant peut être utilisé dans toutes les boissons chaudes ou froides, mais aussi les pâtisseries, les conserves, sucreries, confitures, chocolat, yaourts, chewing-gum, sorbets,... Vous pouvez aussi l'utiliser en cuisson car la Stévia reste stable jusqu'à une température de 200 °C. Cependant, utilisez la tout de même avec parcimonie car n'oubliez pas que l'un des objectifs de la méthode est de se déshabituer du goût sucré.

Bien que la prise d'édulcorants puisse temporairement vous aider à vous sevrer du sucre, leur consommation prolongée pourrait perturber votre métabolisme à long terme. En effet, comme le corps détecte le goût du sucre, il se prépare à digérer des glucides, mais finalement cette digestion ne se fait pas. Par conséquent, si vous consommez une grande quantité d'édulcorants dans la journée, toute consommation de véritables glucides dans les 24 heures qui suivent peut conduire à un pic glycémique excessif, qui entrainera ensuite une réaction hypoglycémique.

Les édulcorants exacerbent le cycle de l'hypo et de l'hyperglycémie, ce qui à terme, contribue à intensifier la sensation de faim et l'accumulation de graisses dans le corps. En bref, les édulcorants peuvent indirectement participer à la prise de poids. Et bien que la Stevia ne soit pas toxique, il se pourrait bien que ce phénomène s'applique également à elle.

Les herbes, les épices et les aromates de cuisine

Les herbes, les épices et divers condiments et huiles peuvent apporter à votre nourriture beaucoup de goût et de texture, sans ajouter de graisses ni de sucres - si vous faites attention. Comme pour tout autre aliment, la modération reste la clé du succès. Par exemple, la sauce Béarnaise et Hollandaise, la crème fraîche, la mayonnaise faite maison, la moutarde (autre que celle de Dijon), le poivre et le sel peuvent être utilisés en petites quantités. En revanche, la sauce béchamel ainsi que toutes les mayonnaises vendues dans le commerce sont totalement à proscrire.

Vous pouvez consommer, en petites quantités, des huiles à base de noisettes, d'olive, de tournesol, de pépins de raisin et de noix, mais il ne faut pas en abuser. Évitez l'huile de palme. Deux autres aliments de base sont définitivement à bannir si vous voulez sérieusement perdre du poids : le sucre et la sauce ketchup (qui est rempli de sucre). D'autres produits sont interdits, comme le maïs et la fécule de pomme de terre, ou encore les agents épaississants des soupes et des sauces tels que les roux de farine (qui combinent à la fois la graisse et la farine). Les sauces faites maison telles que la vinaigrette et la moutarde de Dijon peuvent cependant être utilisées en quantités raisonnables.

Si vous aimez, vous pouvez agrémenter vos plats avec différentes herbes comme par exemple : du basilic, des feuilles de laurier, de la ciboulette, de la cannelle, de l'aneth, du persil, des épices salées, de la menthe, de l'estragon et du thym. N'hésitez pas à mettre beaucoup d'ail, d'oignons et d'échalotes.

Sel

Une consommation excessive de sel peut conduire à l'hypertension. Comme le recommande le WCRF (World Cancer Research Fund), le sel doit donc être consommé avec modération, soit pas plus de 5 grammes par jour.

LE SPORT

L'exercice physique peut être très bénéfique s'il est pratiqué de manière intelligente. A la clef, une meilleure hygiène de vie et une meilleure oxygénation des tissus. Cependant, tout sédentaire âgé de plus de 40 ans devrait consulter son médecin avant d'entamer un programme sportif.

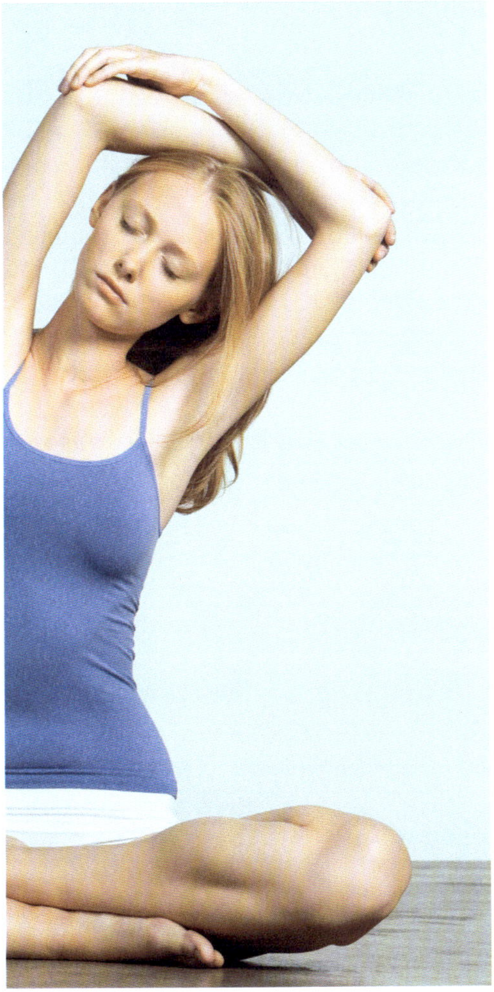

Le sport régénère le corps et permet notamment de lutter contre le vieillissement grâce à son impact bénéfique sur le cœur et les poumons. Même si votre poids ne varie pas, votre silhouette deviendra plus fine car le sport remplace au fur et à mesure la graisse par du muscle.

Par ailleurs, mobiliser ses muscles peut améliorer la tolérance au glucose et diminuer sensiblement l'hyperinsulinisme (un facteur important d'hypoglycémie et d'obésité). Le sport est donc particulièrement indiqué chez les personnes souhaitant diminuer leur hyperinsulinisme.

Enfin, en plus de baisser le niveau d'insuline dans le sang, le sport aide à diminuer la pression artérielle et le taux de cholestérol.

TRANSFORMER LES NUTRIMENTS EN VÉRITABLES REPAS

Le petit déjeuner M Glucide (GP) et M Léger

L'un ou l'autre représente le petit déjeuner de base de la méthode Montignac. Il est principalement constitué de glucides oranges et/ou verts : pain intégral, céréales brutes, confiture sans sucre, protéines animales (laitage) ou végétales (soja) sans apport de graisses saturées.

Le petit déjeuner M Gourmand (PL)

C'est une autre variante du petit déjeuner. La formule consiste à manger de la viande, du poisson, des charcuteries, des œufs, du fromage, etc. C'est en quelque sorte le petit déjeuner Anglo-Saxon avec cependant une différence importante : il exclut la plupart des glucides et notamment le pain dont l'IG est généralement supérieur à 35. Le pain intégral Montignac (IG = 34) pourra cependant y trouver sa place, mais en quantité très limitée (pas plus d'une petite tranche). Ce petit déjeuner doit cependant rester exceptionnel (1-2 fois par semaine). Car le matin à jeun, l'organisme a besoin de reconstituer ses réserves de glucose (glycogène hépatique et musculaire). C'est pourquoi par souci de compensation anticipée, il est conseillé de faire la veille un dîner M Léger ou M Glucide (GP) afin d'optimiser les réserves de glucose.

Objectif du petit-déjeuner

L'objectif est double. Il s'agit en effet de :

- **1. Reconstituer les réserves de carburant** (glycogène) de l'organisme après une nuit de jeun.

- **2. Consommer des glucides** à IG orange et vert avec pour but :

  - parvenir à une satiété durable, permettant d'aller jusqu'au déjeuner sans avoir besoin de grignoter ;

  - amorcer le processus de perte de poids en limitant la réponse insulinique au minimum.

Le petit déjeuner doit être abondant. Ne le sautez jamais.

Un large choix

Glucides à IG bas et moyen (vert et orange)

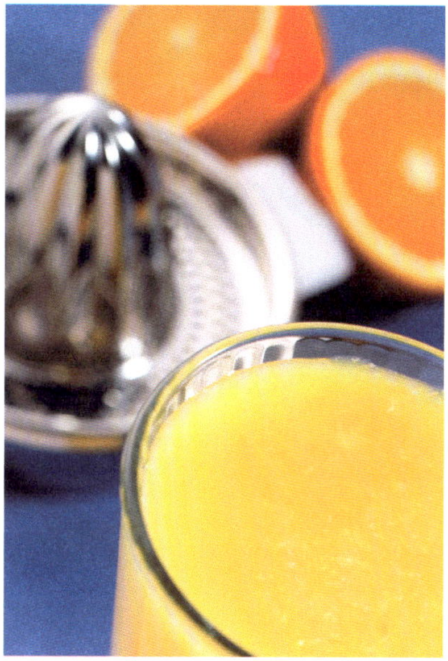

- Fruits et jus de fruit
- Pain intégral (blé, seigle, kamut)
- Mueslis sans sucre ajouté, sans riz soufflé, sans raisins secs ; mueslis Montignac
- Flocons de céréales brutes sans sucre, flocons d'avoine crus
- Crackers au seigle (plus de 20% de fibres)
- Confiture sans sucre, Montifruit
- Fructose véritable, Montisweet

Protéines

- Yaourt soja
- Yaourt maigre à 0%
- Fromage blanc à 0%
- Poisson (saumon fumé, mariné, hareng)
- Viandes : jambon de blanc de poulet /dinde
- Œufs : le blanc seulement

Lipides

- Graisses de poisson (huile de foie de morue)
- Huile d'olive, margarine végétale non hydrogénée

Boissons

- Café décaféiné
- Café léger (arabica)
- Chicorée
- Thé léger (thé vert)
- Tisanes

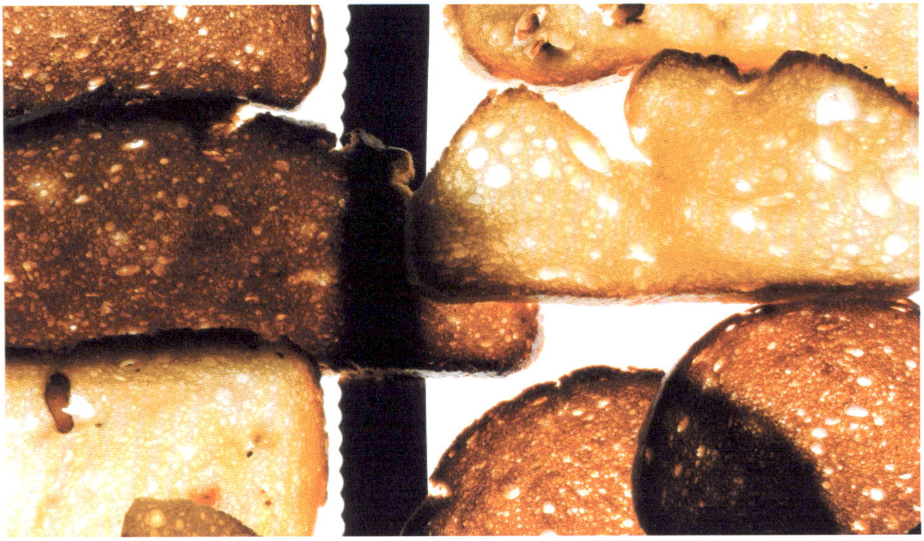

Le pain

Pour être acceptable, le pain devrait être fait avec une levure naturelle «faite à l'ancienne» et une farine 100 % intégrale qui doit être moulue grossièrement. Cette farine est difficile à trouver, mais vous pouvez vous en procurer dans les magasins bio. Vous pouvez également acheter de l'authentique pain intégral Montignac en ligne sur le site *www.montignac.com*. Une autre possibilité consiste à le faire soi-même.

Le pain peut être fabriqué à partir de farine de blé dur, également appelée farro, de seigle, de kamut, de sarrasin, etc. Le double avantage des levures naturelles est :

- qu'elles augmentent les qualités nutritionnelles d'un produit grâce à la réaction de la fermentation lactique

- qu'elles diminuent les index glycémiques (IG) grâce à leur acidification (ce qui n'est pas le cas de la levure de bière).

Suite au processus de « dégradation de l'amidon », lorsque vous grillez du pain complet (IG 40), vous réduisez son IG de quelques points.

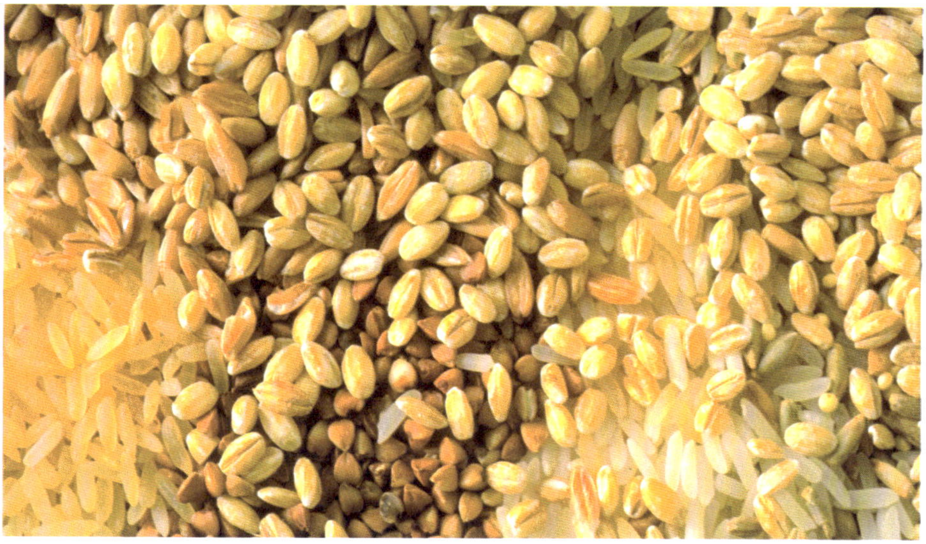

Les céréales

Cette catégorie est trompeuse, car au cours des 50 dernières années, des produits industriels inquiétants ont prétendu améliorer la santé des enfants derrière le terme « céréales ». La teneur en sucres de la plupart de ces produits est ahurissante. Tous les flocons de céréales, les flocons de maïs, les flocons de blé, le riz soufflé et le blé soufflé, fabriqués ou traités industriellement, devraient être supprimés des menus car ils ont un effet hyperglycémique.

Les flocons de céréales complètes tels que le blé, l'orge et avant tout l'avoine sont acceptables. Pour les consommer, il est conseillé de les mélanger avec du lait froid ou tiède, un yaourt allégé, du fromage blanc type cottage-cheese ou quark, que vous pouvez saupoudrer de sucre allégé ou de sucre conseillé dans le suivi de la méthode.

Nous vous recommandons tout autant le muesli. Le muesli est un mélange de plusieurs céréales, noix et graines auxquels sont rajoutés des fruits secs. Malheureusement, le muesli vendu dans le commerce contient généralement du riz soufflé et du raisin, deux aliments proscrits par la Méthode Montignac à cause de leur index glycémique élevé. Alors avant d'acheter du muesli, regardez attentivement sa composition. Les céréales et le muesli 100% compatibles avec les principes de la Méthode Montignac sont disponibles dans les magasins diététiques : *www.montignac.com*. Les solutions alternatives au lait sans matière grasse sont : le lait de soja, d'amande sans sucre, de noisette, d'avoine ou bien les infusions de fruits, de plantes ou du thé légèrement infusé.

Les confitures sans sucre

L'intérêt d'une confiture, c'est le fruit. Or les confitures traditionnelles contiennent 60 à 65% de sucre, ce qui leur confère un IG de 65. Avec un IG vert, les confitures sans sucre de la marque Montignac (Montifruit) sont conformes au cahier des charges de la méthode.

Fruits

Pour les personnes sensibles aux flatulences (gaz), les fruits doivent être consommés 15 minutes avant ou à distance du repas. En effet, si un fruit est mangé en fin de repas, il arrive dans un estomac dont le pylore (sphincter entre l'estomac et l'intestin) est fermé à la suite de l'ingestion de protéines/lipides dont la digestion nécessite deux à trois heures. Le fruit sera ainsi prisonnier dans un milieu chaud et humide qui le conduira à fermenter, perturbant ainsi le processus digestif des autres aliments et perdant du même coup l'essentiel de ses vitamines. Ce problème ne s'applique pas aux fruits cuits.

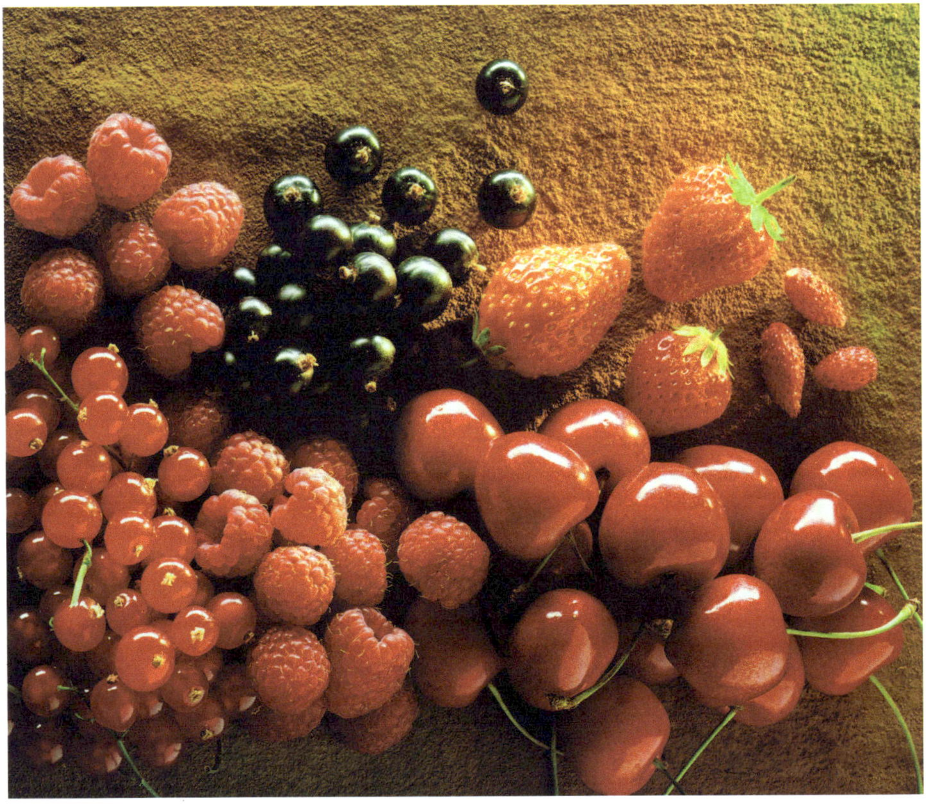

Les en-cas de la matinée

Si vous avez l'habitude de grignoter quelque chose en milieu ou fin de matinée, c'est sans doute dû à une hypoglycémie dont l'un des symptômes majeurs est la faim. L'hypoglycémie en fin de matinée est généralement la conséquence directe de l'absence totale de petit déjeuner ou d'un petit déjeuner hyperglycémiant composé de glucides à IG élevés.

Le suivi de la méthode devrait suffire à diminuer, voire à faire disparaître le besoin d'un en-cas en milieu de matinée. Selon les témoignages, la consommation du « véritable pain intégral Montignac » est le meilleur moyen d'induire une satiété durable permettant d'aller jusqu'au déjeuner sans avoir besoin de grignoter quoi que ce soit.

Dans l'hypothèse où vous souhaiteriez malgré tout continuer à manger quelque chose à l'occasion d'une pause, ce qui peut être une habitude, essayez de vous contenter d'un fruit. Le seul problème avec les fruits est qu'ils sont rapidement digérés et que l'on risque d'avoir faim une ou deux heures après.

Vous pouvez alors consommer des fruits oléagineux (noix, noisettes, amandes). Leur apport en protéines et en fibres devrait vous assurer une meilleure satiété. Vous pouvez en prendre raisonnablement une poignée (une vingtaine) en en-cas du matin et de l'après-midi, ou en guise de dessert dans les repas M Gourmand. C'est également possible en M Glucide, mais de façon beaucoup plus limitée (6-7 oléagineux).

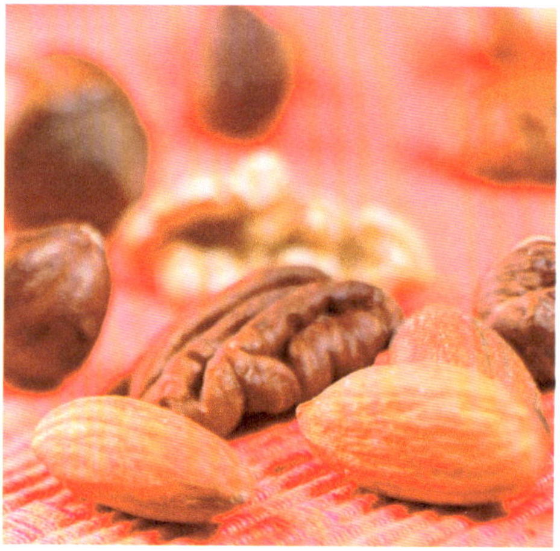

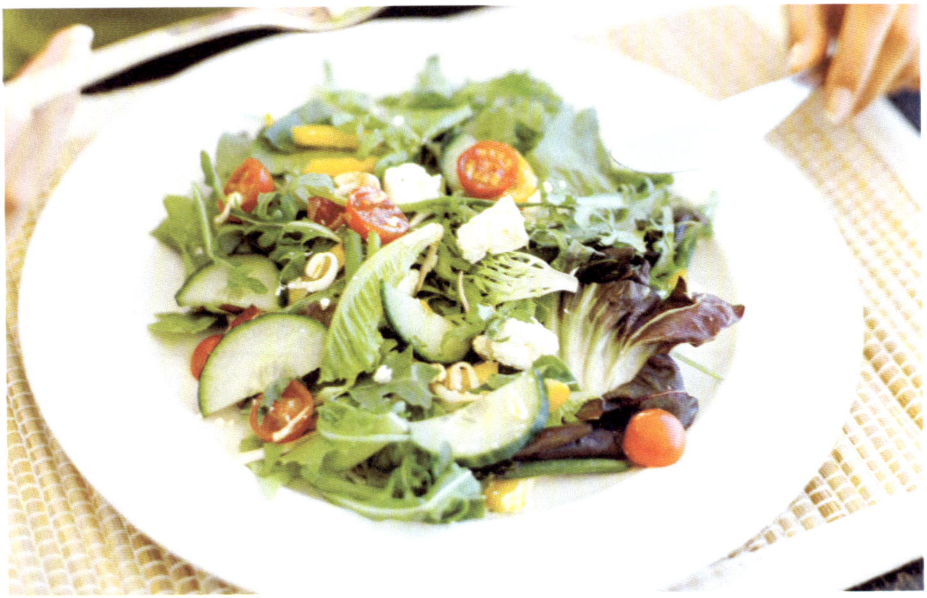

Déjeuner

Au déjeuner, il sera plus facile d'opter pour un repas M Gourmand (PL). C'est en effet le plus facile à composer si l'on est confronté à un choix restreint. Il sera constitué :

- **De glucides verts à IG inférieur ou égal à 35** parmi lesquels on retrouvera les légumes verts, les salades, mais aussi les légumineuses (lentilles, pois chiches, pois cassés, haricots secs, fèves, flageolets, soja,...) ;

- **De protéines** qui seront fournies essentiellement par les viandes, charcuteries, volailles, poisson, œufs, fromages, tofu ;

- **De lipides**, qui pour la plupart seront ceux associés naturellement aux protéines comme ceux qui seront rajoutés à leur cuisson et celle des légumes ou encore en accompagnement des salades (huiles).

Comme le petit déjeuner, le déjeuner n'est pas limité en quantité. Mais cela ne veut pas dire pour autant que l'on peut manger à volonté. Ce repas doit être en revanche suffisant en volume pour procurer une sensation de satiété.

Le déjeuner comprendra généralement, sans que cela soit une obligation :

- **Une entrée**
- **Un plat principal** (viande, poisson, œufs)
- **Un accompagnement** (IG bas)
- **Un dessert** (fromage, fruit, yaourt)

Mais le déjeuner peut très bien être composé d'un seul plat où tous les nutriments se retrouveront mélangés, ce qui est le cas lorsque l'on consomme une grande salade.

L'entrée

L'entrée du déjeuner M Gourmand offre de nombreuses possibilités. Elle peut être constituée de crudités, de poissons-coquillages-crustacés, de charcuteries ou d'autres mets divers. Mais c'est de loin les crudités qui sont le type d'entrée idéale et qu'il conviendra donc de privilégier.

Les crudités comportent généralement une quantité importante de fibres, lesquelles assurent une bonne réplétion en début de repas. Ce sont évidemment des glucides verts (inférieur à 35) qui permettent donc de maintenir la glycémie à la baisse. Elles sont enfin particulièrement riches en vitamines, sels minéraux et oligo-éléments.

Le plat de résistance

Le plat principal du déjeuner sera toujours composé d'une viande, d'une volaille, d'un poisson, ou encore d'œufs, que l'on accompagnera d'un ou plusieurs légumes choisis dans la liste verte.

Il est toujours préférable de choisir du poisson plutôt que de la viande. Si vous choisissez malgré tout la viande, veillez à choisir les moins grasses de manière à limiter au strict minimum la consommation de graisses saturées. Les volailles sont un bon choix car elles sont moins grasses et leur graisse est moins riche en graisses saturées que les autres viandes.

La cuisson des viandes est aussi particulièrement importante pour se débarrasser des mauvaises graisses. La cuisson au four ou au gril est de loin la meilleure. Il faut bannir les fritures au beurre et les cuissons en ragoût, en particulier celles qui contiennent beaucoup de farine. Méfiez-vous aussi des escalopes qui sont le plus souvent panées avec une chapelure dont l'IG sera forcément rouge. En revanche, vous pouvez faire une chapelure maison acceptable avec de la farine de pois chiche ou de soja, mélangée avec du parmesan râpé, des graines (lin, sésame, tournesol, pavot) et des herbes fraîches (ciboulette, persil).

Les accompagnements

Ils seront toujours à base de glucides à IG vert. Ainsi, les légumes verts, les légumineuses (lentilles, pois chiches, pois cassés, haricots secs, fèves, flageolets, soja,...), les préparations céréalières à IG vert, resteront des accompagnements de choix.

Les desserts

Fromage

Consommer du fromage à la fin du repas est une option pour ceux qui ont encore une petite faim et ceux qui par principe, et surtout par habitude, ont du mal à terminer le repas après le plat de résistance.

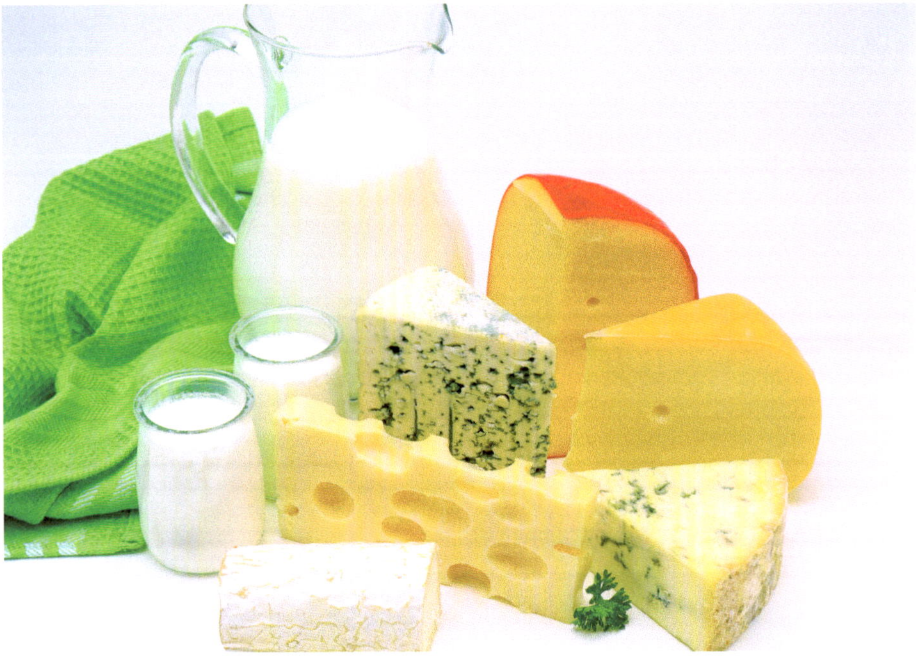

Les laitages

Les laitages sont permis, mais de temps en temps. Il faut en effet se méfier des laitages frais (lait, yaourt, fromage blanc...) car ils sont insulinogènes. Cela veut dire qu'en dépit d'un IG faible, les protéines du lactosérum (petit lait) stimulent anormalement la sécrétion d'insuline. Si aucun yaourt n'a été consommé depuis le début de la journée, on pourra éventuellement s'en accorder un, lequel pourra d'ailleurs être entier. Si l'on choisit un fromage blanc, le seul acceptable sera celui en faisselle et que l'on entamera uniquement lorsque son volume aura diminué d'un bon tiers après qu'il a perdu son lactosérum (ce qui implique de le vider régulièrement).

Les fruits

Si vous consommez des fruits à la fin d'un repas M Gourmand, ils doivent avoir un IG inférieur ou égal à 35. A cet effet, nous vous recommandons des baies car leur IG est très faible et elles ne provoquent aucune fermentation intestinale. Ces baies sont : les fraises (sauvages ou normales), les framboises, les mûres, les myrtilles et les groseilles. Cependant, les fruits cuits sont acceptables. Il est préférable de manger du pamplemousse ou du melon en entrée. Évitez à tout prix les bananes à cause de leur IG élevé.

Les gâteaux

Dans le commerce, les gâteaux industriels sont fabriqués à base de sucre, de farine (IG très élevé) et de beurre (100% graisse saturée). La plupart des recettes de gâteaux Montignac ont au contraire un IG inférieur à 35. Ils peuvent être réalisés avec des sucres à IG bas (sirop d'agave, jus de pommes concentré, fructose), du chocolat à plus de 70% de cacao, des farines d'amande, de la crème fraîche allégée et des œufs.

Les boissons

- **Eau naturelle ou pétillante**
- **Thé ou infusions**
- **Un verre de vin rouge** (15cl) peut être le bienvenu, à condition qu'il soit pris au milieu ou en fin de repas.
- **La bière** contient du maltose dont l'IG est très élevé (IG = 110). Toutefois sa faible teneur en glucides autorise un petit verre de 25 cl de temps en temps.

À éviter : toutes les boissons industrielles très sucrées ou contenant des édulcorants comme l'aspartame et autres édulcorants chimiques.

Dîner

Le plus léger des repas

Le dîner devrait être le repas le plus léger de la journée. Malheureusement, il est souvent l'occasion d'un véritable festin, pris soit chez soi, soit à l'extérieur (sorties, invitations) dans le cadre de relations familiales, sociales, amicales ou professionnelles.

Il a en effet été montré par la chronobiologie que l'assimilation des différents nutriments (glucides, lipides protéines) ne se faisait pas de la même manière selon l'heure de la journée. L'expérience a montré que c'est le délai entre la fin du dîner et le début de l'endormissement qui est important. Il devrait être au moins de **trois heures** ce qui n'est pas facile à respecter compte tenu de l'organisation sociale de notre société moderne.

Manger des graisses et des protéines en excès au dîner, en particulier des graisses saturées, favorise la prise de poids.

Quel type de repas pour le dîner ?

Le M Léger est idéal car il allie glucides à IG bas et graisses en quantité très restreinte. Cependant le M Glucide (GP) est parfaitement acceptable. Le M Gourmand (PL) sera en revanche à éviter. Pour des raisons de commodité, on le réservera le soir pour les exceptions comme les invitations ou les sorties restaurant. On pourra commencer par exemple par un bon potage de légumes (poireaux, chou, chou-fleur, brocoli... sans pommes de terre).

Pour le plat principal, pensez à des sources protéiques contenant peu ou pas de graisses comme le filet de poulet ou de dinde, le roastbeef,... ou mieux encore, du poisson poché ou cuit à la vapeur ou une petite omelette de blanc d'œufs à la ciboulette (cuits dans un ramequin ou une poêle anti-adhésive). L'accompagnement sera composé de lentilles, de riz (basmati) ou de spaghettis accompagnés d'un coulis de tomates, d'ail et de basilic, ou même de spaghettis Montignac à IG bas.

Notons que les protéines ne sont pas nécessaires au diner, et qu'on peut très bien envisager des spaghettis sauce tomate en plat principal, avec un potage et un yaourt 0%.

Les desserts

Le dessert idéal est un fruit cuit, en particulier une pomme au four ou une compote de pommes non sucrée. Les pruneaux réhydratés sont acceptables. Si vous n'avez pas consommé de yaourt, ni de fromage blanc de toute la journée, vous pouvez en manger au cours du diner, avec ou sans rajout de confiture ou de sucre allégé. Rappelez-vous que dans un repas M Glucide il faut 0% de matière grasse. Si vous avez déjà consommé votre ration quotidienne de produits laitiers, vous pouvez prendre un yaourt naturel au soja.

Les boissons

Lors d'un repas M Gourmand, les boissons recommandées sont de l'eau, du thé vert, de la bière sans alcool ou une tisane. Cependant, un verre de vin rouge (15cl) ou une bière normale (25cl) à la fin du repas sont acceptables.

Le dîner peut-il être hyper léger ?

Si vous avez fait un repas important à midi (repas festif ou professionnel), et que vous vous sentez encore repu au diner, il n'y a pas d'obligation à faire un repas. Des fruits, voire un yaourt, pourraient être suffisants. Mais, même si vous n'avez pas faim du tout, mangez tout de même un petit quelque chose afin de satisfaire au rituel métabolique d'un apport alimentaire en fin de journée. Car sauter le repas pourrait affoler l'organisme et s'avérer contreproductif.

Les fréquences

Ces fréquences tiennent compte de l'équilibre alimentaire.

Répartition par semaine	Idéalement	Eventuellement
Petit déjeuner	M Glucide	M Léger : sans aucun problème M Gourmand : moins de 2 fois/ semaine
Déjeuner	M Gourmand	M Glucide si M Gourmand le matin
Diner	M Léger	M Glucide , M Gourmand très exceptionnellement

PHASE 2 – STABILISATION ET PRÉVENTION

La Phase 2 est celle de la stabilisation pondérale. Elle consiste donc à pérenniser la perte de poids obtenue en Phase 1. Même si elle est la suite logique de la Phase 1, la Phase 2 n'est pas une obligation. Il n'y a aucun inconvénient à rester définitivement en Phase 1, car les principes sur lesquels elle est fondée conduisent à une alimentation parfaitement équilibrée.

Malgré l'attrait et le succès de la Phase 1, vous pourriez être tenté de suivre un régime moins strict. C'est particulièrement vrai si le contrôle rigoureux que vous avez apporté au choix de vos aliments durant la Phase 1 a fortement empiété sur votre vie sociale. Et si vous êtes un gourmet, il est tout à fait compréhensible que vous ayez envie d'élargir vos menus pour y ajouter quelques petits plaisirs culinaires supplémentaires.

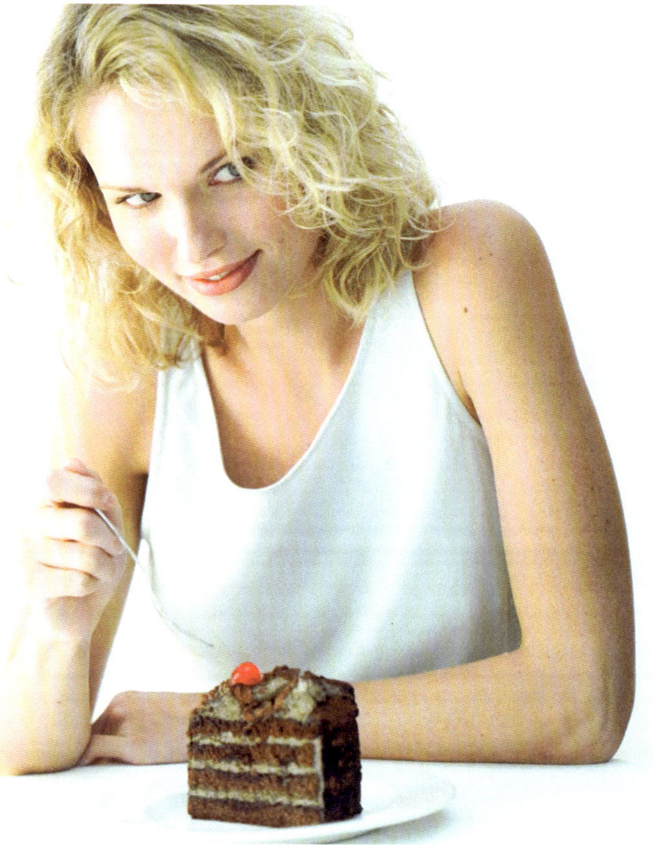

Le danger des interdits

Mettre en place des principes alimentaires plus libéraux au cours de la Phase 2 ne veut pas dire que vous avez carte blanche. Ce n'est pas bon pour votre santé de revenir en Phase 1 après avoir repris quelques kilos et d'y rester jusqu'à ce que vous les perdiez à nouveau. Votre corps va supporter ce yoyo une ou deux fois, mais petit à petit, il sera de moins en moins réceptif jusqu'à ce que finalement, la Phase 1 ne fonctionne plus.

Ce scénario risque de se produire si vous lisez seulement un quart de ce livre et que vous n'appliquez que la moitié des principes de la Méthode Montignac, sans comprendre l'autre moitié. Vous pourriez même être tenté de considérer la Phase 1 comme un régime simple et étonnamment efficace que vous pouvez arrêter dès que vous avez perdu un peu de poids. Le problème est qu'à l'instant où vous abandonnerez votre régime, vous retomberez trop facilement dans vos anciennes mauvaises habitudes alimentaires qui augmenteront votre taux de sucre dans le sang et créeront un environnement idéal pour reprendre du poids. Vous pouvez éviter cette erreur en considérant la Phase 2 comme étant le centre de la Méthode Montignac et en vous appropriant l'ensemble de ses principes. Vous serez alors prêt à aborder la Phase 2 sans effort, avec beaucoup de plaisir, pour le reste de votre vie.

Deux manières d'optimiser les bienfaits

Pour avoir un mode de vie sain, il faut faire les bons choix. Par conséquent, la Phase 2 offre deux manières d'atteindre le même objectif, celui d'obtenir des repas à la fois appétissants et satisfaisants avec une faible résultante glycémique (RG). Ce qui veut dire que l'augmentation du niveau de sucre dans le sang après un repas complet ne doit pas excéder une moyenne de 50 sur l'index glycémique. Les aliments individuels qui composent votre repas ainsi que leurs IG correspondants sont équivalents à la résultante glycémique totale de votre repas.

Ces deux options sont appelées « Phase 2 avec écarts » et « Phase 2 sans écarts » (les exceptions étant celles faites à la règle qui interdit les glucides avec un IG supérieur à 50). Et si vous vous demandez s'il existe une raison particulière du point de vue de la santé qui vous pousserait à choisir entre l'une de ces deux options, la réponse est non. Choisissez simplement celle qui se rapproche le plus de vos habitudes alimentaires dans des circonstances « normales ».

Taux de sucre dans le sang et prise de poids

Comme vu dans le chapitre précédent, l'augmentation du taux de sucre dans le sang suite à la prise d'un repas entraîne une série de réactions métaboliques dans le corps. Ce phénomène peut conduire à une prise de poids lorsque la réponse insulinique est exceptionnellement élevée. L'augmentation de la glycémie est influencée par les effets que certains aliments qui composent le repas (ou une collation) ont les uns par rapport aux autres. Par exemple, manger une confiserie fait augmenter le taux de sucre dans le sang, mais si vous la mangez en même temps qu'un aliment riche en fibres, cela va réguler cette hausse.

Dans la Phase 1, pendant la perte de poids, la règle principale consistait à choisir des glucides avec l'IG le plus bas possible, de manière à induire la plus petite hausse possible de glucose (sucre) dans le sang. Seules ces conditions permettent que l'insuline ne soit pas stockée. C'est également à ces conditions que les dépôts graisseux peuvent être stoppés et brûlés, conduisant ainsi à la perte de poids.

Dans la Phase 2, l'objectif est de maintenir votre nouveau poids santé. Le défi consiste donc à maintenir le taux de sucre dans le sang de tous vos repas en dessous de 50 sur l'index glycémique. Cela s'appelle la «résultante glycémique», (RG). C'est la résultante glycémique d'un repas qui va finalement déclencher le processus de stockage des graisses que vous venez de consommer. Un plat de pommes de terre (IG élevé) va faire augmenter considérablement votre glycémie, alors que si vous consommez des légumes avec un faible IG et riches en fibres, votre taux de glucose augmentera seulement modérément. Mangez les deux en même temps et votre glycémie augmentera quelque part entre ces deux extrêmes, en fonction de la quantité de pommes de terre et de celle des légumes que vous avez mangée.

La résultante glycémique

La résultante glycémique est **l'élévation moyenne de la glycémie** obtenue à la fin du repas du fait de l'interaction entre les différents aliments qui l'ont composé. Elle tient donc compte du **repas dans son ensemble**. Elle correspond donc à **l'estimation de l'IG global du repas**.

Lorsqu'un repas est composé à la fois de légumes riches en fibres à IG très bas et de glucides à IG élevés (pommes de terre par exemple), la résultante glycémique (RG) du repas, du fait de la combinaison de l'ensemble des aliments s'établit à un niveau moyen. Et si ce repas contient de surcroît de l'huile d'olive qui a la propriété de faire baisser la glycémie, la RG sera encore légèrement orientée à la baisse.

L'objectif de la Phase 2, c'est que **la résultante glycémique de chaque repas soit inférieure ou égale à 50.** Car l'expérience nous a montré que tant que l'on se situe au-dessous de cette barre, la prévention de la prise de poids se trouve assurée.

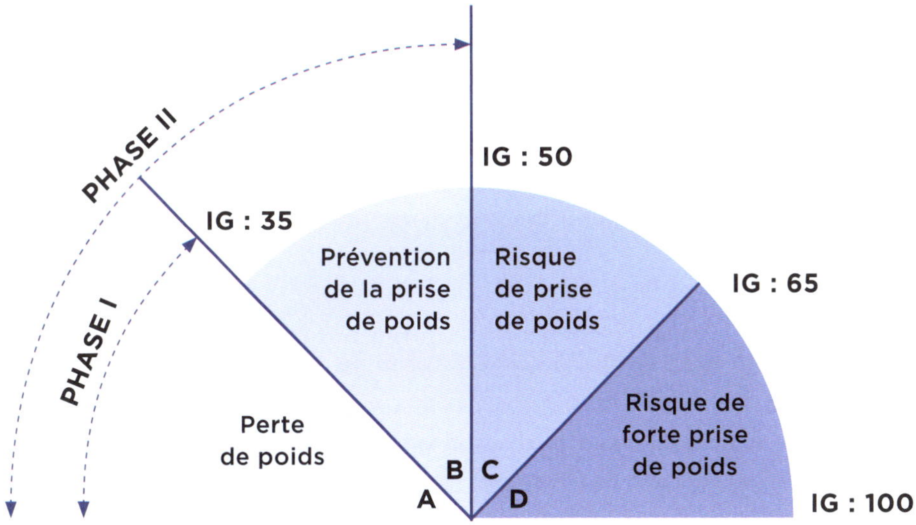

Amplitude des risques de prise de poids et des possibilités d'amaigrissement en fonction de la résultante glycémique des repas selon la méthode Montignac

Zone A - IG de 0 à 35 : perte de poids
Zone B - IG de 35 à 50 : prévention de la prise de poids
Zone C - IG de 50 à 65 : risque de prise de poids
Zone D - IG de 65 à 100 : risque de forte prise de poids

Si dans la Phase 1, nous ne nous préoccupions que de l'IG des aliments, dans la Phase 2, nous allons donc davantage nous occuper du repas dans son ensemble. La notion de **charge glycémique** va nous permettre d'élargir plus facilement notre choix en gardant une RG acceptable.

La charge glycémique

Les effets d'un aliment glucidique sur le métabolisme dépendent de deux critères : l'index glycémique et la quantité de glucide pur qu'il contient.

La charge glycémique (CG) est la capacité d'un glucide à élever la glycémie compte tenu de sa concentration en glucide pur. C'est donc une notion qui prend en compte deux paramètres importants : la qualité du glucide (l'IG) et sa concentration.

La charge glycémique d'un glucide s'obtient en multipliant son IG par sa quantité de glucide pur pour 100g, puis en divisant par 100.

CG = IG X quantité de glucides d'une portion d'aliment de 100g / 100

En phase d'amaigrissement (Phase 1), cette notion de charge glycémique n'a pas véritablement d'intérêt dans la mesure où les choix alimentaires sont limités aux glucides dont l'IG est bas et surtout très bas. Il ne serait donc pas raisonnable de s'encombrer d'un outil supplémentaire qui n'apporterait rien en terme d'efficacité.

La notion de charge glycémique peut en revanche être utile en Phase 2 dans la gestion des écarts, laquelle consiste à intégrer épisodiquement dans nos repas des aliments à IG élevés. La charge glycémique va donc permettre d'affiner nos choix en fonction des critères suivants :

Évaluation de la charge glycémique

Charge glycémique	Niveau de charge	Compensation
10 ou moins	Basse	L'aliment n'a pas besoin d'être compensé
11 à 19	Modérée	La compensation pourra se faire simplement en consommant préalablement des crudités ou des légumes cuits
20 et plus	Élevé	La compensation devra se faire à la fois avec des légumes (y compris des crudités), et des légumineuses

La Phase 2 peut être pratiquée de deux manières différentes : avec ou sans écarts. Mais dans les deux cas de figure, le but est le même : parvenir à une résultante glycémique du repas qui ne dépasse pas la moyenne de 50.

La phase 2 sans écarts

Elle correspond à une Phase 1 élargie dont elle est en quelque sorte le prolongement.

Rappelons-nous qu'en Phase 1, lors des repas M Gourmand (PL) qui comportent des viandes, des œufs, du fromage et des graisses diverses) les glucides qui leur sont associés sont impérativement choisis parmi ceux qui ont un IG très bas (aliments verts). La Phase 2 sans écarts va donc permettre d'élargir l'éventail des possibilités en consommant de temps en temps des glucides orange (≤50).

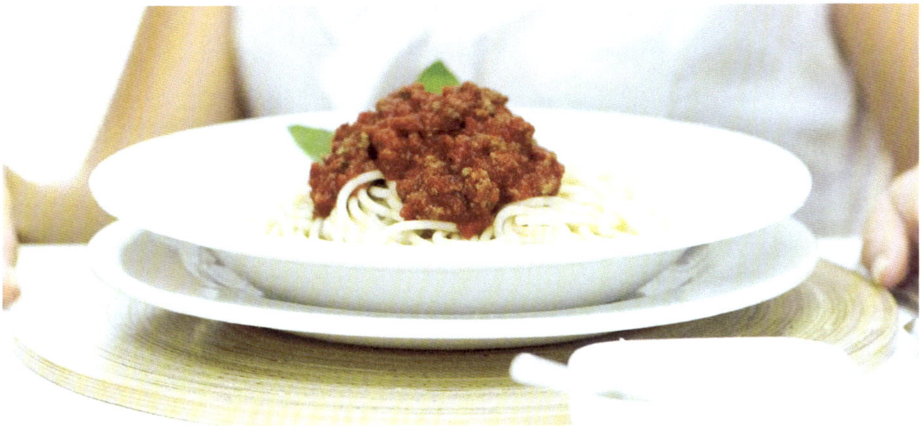

Cela veut dire que vous allez pouvoir par exemple :

- Manger du riz basmati (IG 50) avec des cuisses de poulet, ou des spaghettis *al dente* (IG 45) à la bolognaise.

- Boire 2 verres de vin par repas ou même une bière entière (33cl).

Et ce, sans préjudice aucun pour votre nouvel équilibre pondéral. Car votre glycémie moyenne, même si elle augmente légèrement, sera encore suffisamment basse pour empêcher toute sécrétion insulinique excessive susceptible de générer une reprise de poids éventuelle.

La Phase 2 avec écarts

Elle consiste à permettre la consommation exceptionnelle de glucides à IG élevés, mais sous certaines conditions. Cela veut dire, qu'à chaque fois qu'un aliment à IG élevé sera introduit dans le repas, il faudra impérativement compenser les effets métaboliques pervers de cet aliment par ceux d'un aliment contraire.

En d'autres termes, si l'on décide de consommer un aliment susceptible de faire monter la glycémie comme la pomme de terre, il faut obligatoirement en associer un autre qui aura pour effet de contribuer à minimiser cette élévation, ce qui aura pour résultat d'abaisser la résultante glycémique des deux.

Les conditions à respecter pour faire un écart

Il n'existe pas de formule mathématique pour calculer la résultante glycémique d'un repas même si comme nous l'avons déjà dit, celle-ci peut se rapprocher de la moyenne pondérée des IG des différents glucides concernés. Pour y parvenir, il faut donc se contenter de raisonner d'une manière logique en appliquant certains principes vérifiés par l'expérience. La gestion d'un écart implique le respect des conditions suivantes :

- Il faut **anticiper** l'apport d'un glucide à IG élevé (l'écart) afin de prévoir la consommation préalable du ou des glucides verts permettant d'assurer la compensation. L'anticipation est en effet impérative car l'expérience a montré que la compensation ne peut se faire efficacement que si le glucide compensateur vert est consommé avant le glucide rouge constituant l'écart, et non l'inverse.

- Il faut choisir la forme **la moins critique** du glucide rouge afin que la compensation soit la plus facile à faire. Par exemple, si vous voulez manger des pommes de terre, choisissez plutôt les pommes de terre cuites dans leur peau (à l'eau ou à la vapeur) dont l'IG est de 65, que les frites ou le gratin dauphinois dont l'IG est de 95.

- La portion du glucide compensateur vert, si elle est constituée par des crudités ou des légumes en général, **doit être deux à trois fois plus importante** que celle du glucide à compenser dont l'IG est élevé. Par exemple si l'on mange une pomme de terre cuite dans sa peau (de 120g environ) il faudra, préalablement, compenser en consommant une portion de 250g de brocolis. Et s'il s'agit de 120g de frites, il faudra soit manger 350g de brocolis, soit manger en plus une portion de salade verte.

Cela dit, la portion nécessaire du glucide compensateur dépend de son contenu **en glucide pur.**

Par exemple, le contenu en glucide pur de la pomme de terre est de 25g pour 100g, alors que celui des lentilles vertes est de 17g, soit 47% de moins. Pour avoir deux portions équivalentes en termes de contenu glucidique pur il faut donc 100g de pomme de terre et 147g de lentilles vertes. Et dans ce cas, la résultante glycémique théorique (si les aliments sont mangés ensemble) sera exactement la moyenne des IG, soit : 65 + 25 = 90/2= 45. Mais si les lentilles sont mangées avant en entrée par exemple), l'expérience montre que la résultante glycémique est au moins de 30% inférieure, soit environ 32.

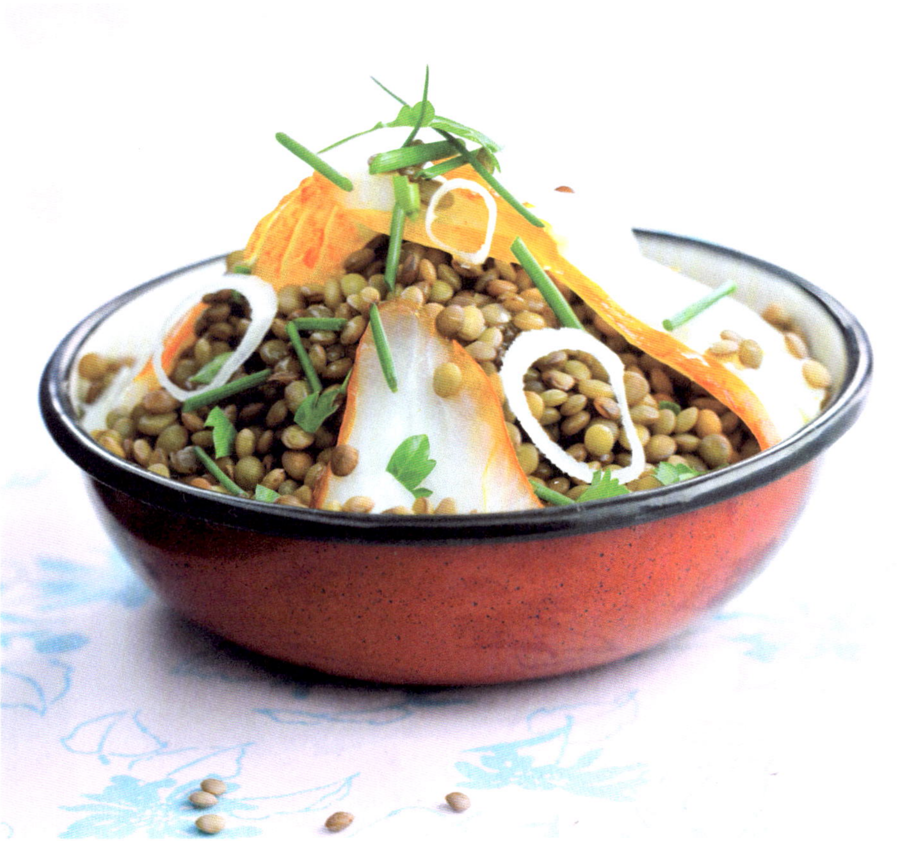

Exemple de gestion des écarts

Les écarts sont imprimés en rouge
Les glucides de compensation sont en vert

- Salade de lentilles vinaigrette (huile d'olive)
- Escalope de veau
- Riz blanc
- Salade verte
- Yogourt

- Carottes râpées
- Cabillaud
- Haricots verts
- Crème brûlée sucrée

- Salade « César » sans croûtons
- Saucisse chipolata
- Purée de pois cassés
- Crème glacée vanille

- Spaghettis Montignac à IG très bas en salade
- Portion de Pizza
- Salade verte
- Compote de pommes sans sucre

- Salade de chou rouge
- Foie gras avec 3 toasts
- Magret de canard
- Ratatouille
- Salade verte et fromage

- Cœurs de palmier
- Saumon mariné
- Salade verte
- Crêpe au chocolat

- Saumon fumé + Salade verte
- Gigot d'agneau
- Flageolets
- Tarte aux fraises

- Soupe de légumes (poireaux, chou, courgettes)
- Omelette à l'oseille
- Salade verte
- Crème caramel

- Salade verte
- Chili con carne
- Tarte aux prunes

- Poireaux vinaigrette
- Petit salé aux lentilles
- Eclair au chocolat

- Soupe de pois cassés
- Jambon blanc
- Purée de pommes de terre à l'huile d'olive
- Fraises sans sucre

- Cœur d'artichaut
- Spaghetti Montignac à IG très bas. Sauce : crème de soja au curry
- Cheese cake

- Salade de Spaghetti (al dente)
- Côte de porc
- Lentilles vertes
- Fromage + 2 tartines de pain bis

- Salade de pois chiches
- Dorade grillée
- Gratin dauphinois
- Salade verte
- Framboises

- Salade d'endives
- Entrecôtes
- Frites
- Brocolis
- Abricots frais pochés au fructose

Que faire lorsque la perte de poids est difficile?

Certaines personnes qui suivent la Méthode Montignac s'attendront à perdre beaucoup de poids au cours des trois premiers mois. Cependant, si vous êtes passé d'un régime à l'autre au cours de ces dernières années, votre corps a dû constamment gérer vos privations alimentaires. Très souvent, ce phénomène « entraîne » votre corps à fabriquer des stocks énergétiques.

Si vous passez rapidement d'un régime hypocalorique (quasiment un jeûne) à la Méthode Montignac, et que vous mangez des portions alimentaires de taille normale, votre corps peut être désorienté. Il se peut même que ce changement conduise à une légère prise de poids car votre corps continue à « économiser son carburant » et puisque vous mangez maintenant dans des proportions normales, il peut en profiter pour fabriquer des réserves énergétiques (sous la forme de graisses).

Pour éviter que cela n'arrive, nous vous conseillons de suivre scrupuleusement les principes de la Méthode Montignac et, en parallèle, de manger des portions relativement petites. Puis, petit à petit, augmentez la taille de ces portions jusqu'à ce qu'elles soient suffisamment grandes pour vous donner une agréable sensation de satiété (et non d'être gavé). Il se peut que votre métabolisme ait besoin de plusieurs semaines voire plusieurs mois avant de fonctionner à nouveau normalement et de vous permettre de perdre peu à peu du poids.

Dans certains cas, des problèmes hormonaux peuvent ralentir la perte de poids. Une forme de résistance à la perte de poids peut parfois également être due à la prise de certains médicaments tels que les antidépresseurs, les tranquillisants, les bêta-bloquants, la cortisone, les anti-inflammatoires, les antibiotiques, etc. Demandez à votre médecin de vous expliquer en quoi la prescription de vos médicaments peut affecter votre poids. Prendre une dose plus faible du même médicament ou bien en changer pour un autre qui aurait le même effet thérapeutique peut améliorer vos chances de perdre du poids un peu plus rapidement.

Ce qui est important, c'est d'être persévérant et patient, parce que vous finirez par perdre du poids, et que vous ne le reprendrez pas.

DES GLUCIDES DANS VOS RECETTES

Les pâtes, partie intégrante de la perte de poids

Il est temps de passer à l'essentiel de vos préoccupations, et au sujet de ce chapitre, en bref, le rôle des pâtes dans la cuisine Montignac. Vous pensez probablement que les pâtes devraient être éliminées de votre régime alimentaire.

Et bien, vous serez surpris d'apprendre que toutes les pâtes ne sont pas mauvaises. Certaines pâtes ont un IG élevé et devraient être évitées. D'autres en revanche, affichent un IG relativement bas lorsqu'elles sont cuites de la bonne manière. Elles peuvent même parfois accélérer la perte de poids et sont, de ce fait, acceptées dans la Méthode Montignac.

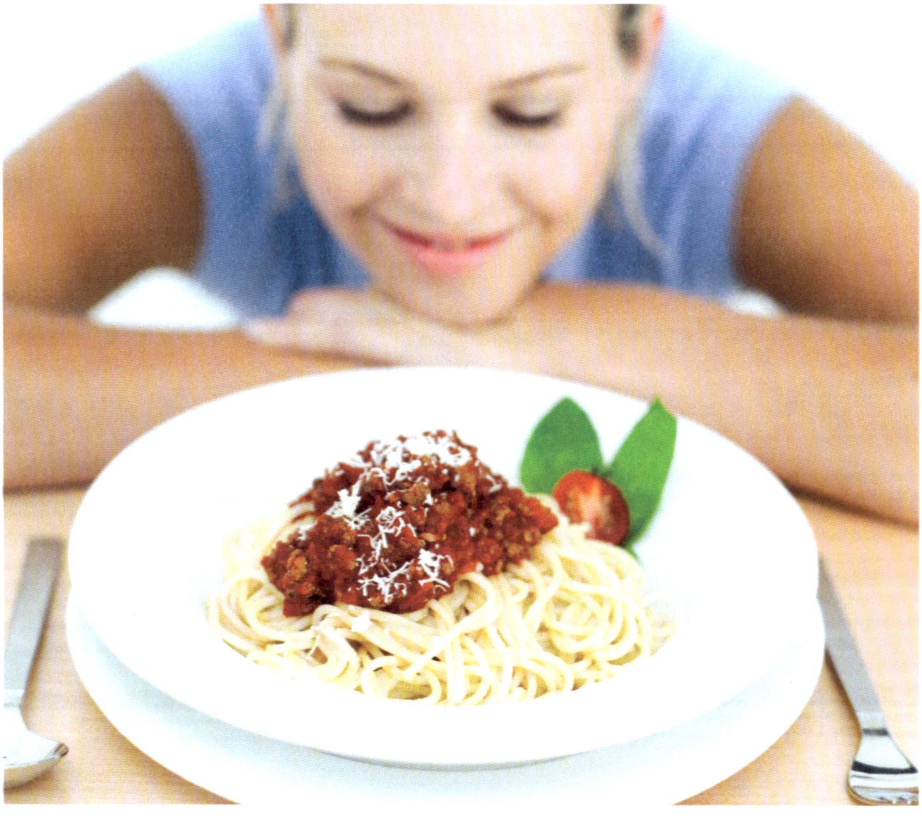

Une culture

Les Italiens produisent une grande variété de pâtes : spaghetti, vermicelli ou spaghettoni (plus gros que les spaghettis), linguine (sorte de spaghetti plat), lasagne, maccheroni, rigatoni, fusilli, penne, trenette, ditalini, bucatini, pantacce, farfalle, etc. Chaque format est associé à un type d'assaisonnement ou à une recette particulière.

Dans l'ensemble, on peut dire que les pâtes italiennes sont aujourd'hui toutes très bonnes. Les marques les plus connues ont atteint des niveaux de qualité exceptionnelle, comparables à celui atteint par la production artisanale depuis des dizaines d'années. Elles sont très largement exportées à l'étranger sous la mention « made in Italy » dans les magasins spécialisés et les supermarchés.

Le bon choix des pâtes

Les pâtes occupent une place importante dans la méthode Montignac. Notre choix se portera sur celles qui sont « pastifiées » ou « extrudées », telles que les spaghettis, les tagliatelles, les vermicelles, etc. Elles peuvent être issues de différentes céréales (notamment de blé dur) et doivent être cuites *al dente*. Cela exclue donc les pâtes fraîches dont l'IG est élevé.

L'extrusion est un procédé de fabrication mécanique par lequel un matériau mis sous pression est contraint de traverser une filière qui lui donnera la forme d'un profilé de grande longueur. Les pâtes industrielles sont fabriquées de cette façon avant d'être séchées. Ce procédé laisse une fine couche protectrice sur la pâte qui empêche l'amidon de trop cuire, et donc l'index glycémique de trop s'élever à la cuisson. C'est la raison pour laquelle elles doivent être cuites *al dente*.

La réglementation française, à l'instar de l'italienne, exige que les pâtes soient fabriquées à partir de blé dur et non de blé tendre (ce n'est pas le cas de certains pays comme l'Allemagne ou les USA), assurant aux consommateurs un index glycémique acceptable. Cuites *al dente*, ce type de pâtes aura un IG compris entre 40 et 50.

Les pâtes qui font grossir

On a coutume d'entendre que les pâtes font grossir. Elles sont généralement proscrites des régimes hypocaloriques en raison de la quantité de calories qu'elles représentent: 100 à 120 kcal pour 100g de pâtes cuites.

Vous savez maintenant que ce n'est pas la quantité de calories qui fait grossir mais leur propension à élever la glycémie, mesuré par l'index glycémique.

- Si leur IG est supérieur à 50, elles auront effectivement un fort impact sur la glycémie, avec un processus de mise en réserve à partir des glucides qu'elles contiennent. Le stockage sera encore plus important si vous les associez à une sauce très riche en graisse.

- Si leur IG se situe entre 35 et 50, et à condition de les consommer sans graisse, l'impact glycémique sera faible et la mise en réserve impossible.

- S'il s'agit de pâtes Montignac à IG bas, le risque de stockage est pratiquement nul.

La cuisson des pâtes

Quelles que soient les pâtes que vous choisissiez, il faut les cuire «*al dente*», les plus fermes possible, car les pâtes trop cuites vous font digérer davantage d'amidon, ce qui augmente leur IG. Si par inadvertance vous cuisez trop longtemps vos pâtes, vous pouvez cependant limiter les dégâts en les mangeant froides, car leur IG baissera au cours de la rétrogradation ou du processus de refroidissement. Par conséquent, choisissez toujours des pâtes pastifiées (le mieux étant les spaghettis) à base de farine à haute teneur en fibres, et dégustez-les «*al dente*».

Les spaghettis Montignac à IG bas

Nous venons de voir que les pâtes intégrales standard ont un IG qui, selon la cuisson, varie de 40 à 50. L'IG des spaghettis classiques peut lui atteindre 40 s'ils sont cuits *al dente*. Mais dans les deux cas de figure, ils devront être consommés dans un repas M Glucide dans la mesure où leur IG est supérieur à 35.

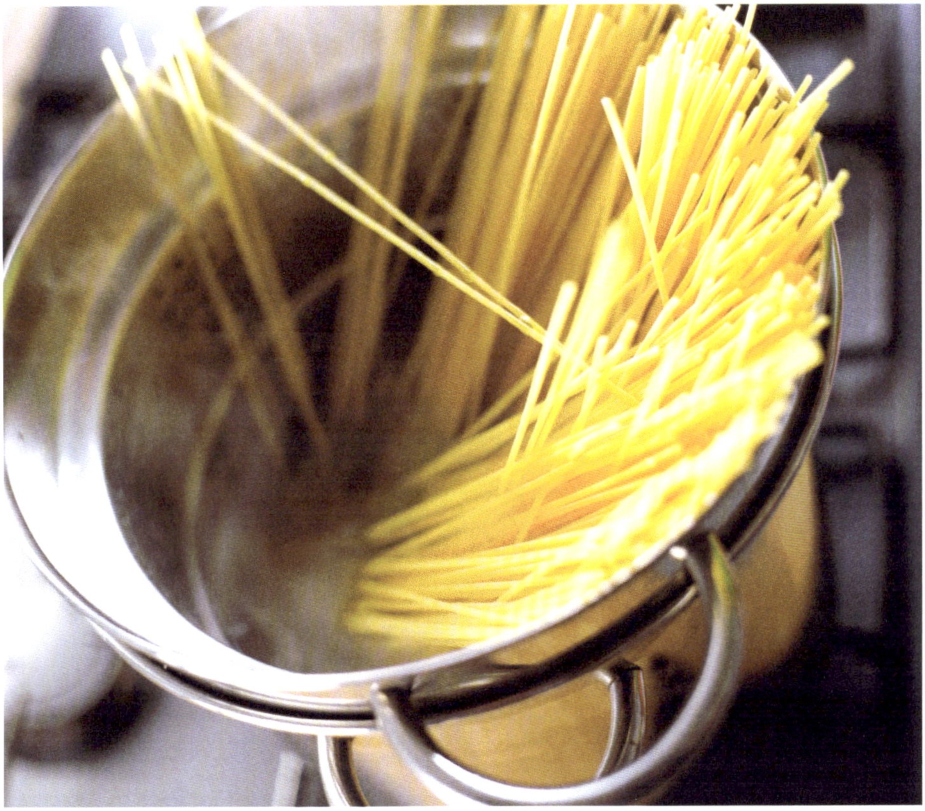

Les spaghettis Montignac à IG bas sont enrichis de puissantes fibres solubles prébiotiques qui ont un double avantage : d'une part, réduire l'IG, d'autre part, constituer un facteur important d'amélioration du confort digestif et intestinal. Compte tenu de leur IG, ces pâtes au goût et à la qualité exceptionnels pourront être consommées dans un repas M Gourmand, avec notamment de l'huile d'olive et du parmesan. Elles pourront aussi être utilisées dans les recettes à base de fromage ou de viande. Dans toutes les autres, on pourra les substituer aux pâtes mentionnées pour accélérer la perte de poids.

NB : ces pâtes contiennent une grande quantité de fibres prébiotiques. Certains intestins sensibles ou non habitués pourraient ressentir un inconfort digestif si elles sont introduites trop subitement. C'est un phénomène bien connu avec les fibres en général. Si tel était le cas, il suffirait d'augmenter les portions progressivement sur plusieurs jours, voire plusieurs semaines.

Elles sont disponibles sur le site Montignac : *www.montignac.com*

Le riz et le maïs

La majorité des riz blancs provient d'Asie. En dépit d'un IG élevé (60), les autochtones le mangent traditionnellement avec des légumes, dont le contenu élevé en fibres, vitamines, sels minéraux et oligoéléments en abaisse d'autant la résultante glycémique.

L'Occidental, qui a inventé le raffinage, le mange davantage avec de la viande, c'est-à-dire avec des graisses saturées. En plus, les riz modernes, hybridés et sélectionnés génétiquement pour leur rendement, ont des index glycémiques beaucoup trop élevés. C'est le cas de tous les riz glutineux comme les riz à risotto par exemple.

Les IG des differents types de riz

Type	IG
Riz sauvage	35
Riz basmati complet	45
Riz blanc standard	50
Riz basmati long	50
Riz rouge	55
Riz parfumé (jasmin...)	60
Riz long	60
Riz de Camargue	60
Pâtes de riz intégral	65
Nouilles/vermicelle chinois (riz)	65
Riz complet brun	70
Pain de riz	70
Riz au lait (sucré)	75
Farine de riz complète	75
Riz soufflé, galettes de riz	85
Riz à cuisson rapide (précuit)	85
Lait de riz	85
Gâteau de riz	85
Riz glutineux, riz agglutinant	90
Farine de riz	95

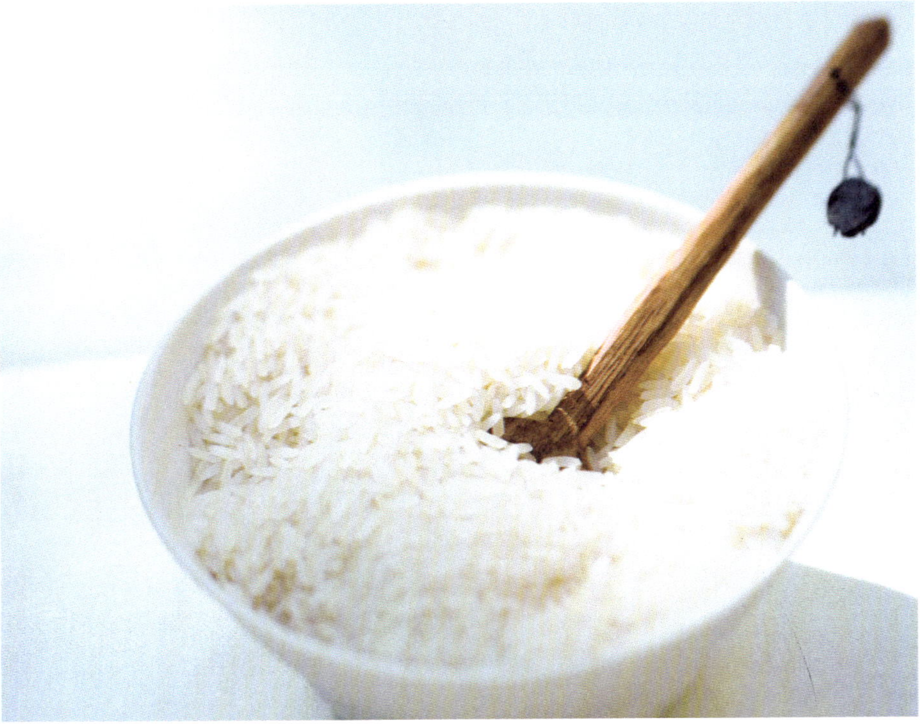

Il existe cependant des variétés très intéressantes comme les riz anciens (asiatiques notamment), qui sont issus d'espèces ancestrales riches en fibres et en protéines, leur conférant un index glycémique plutôt bas. Le meilleur exemple est celui du riz Basmati et du riz brun complet (IG : 50). Toutes les déclinaisons du riz sont en général à proscrire (même si elles proviennent d'un riz autorisé) : lait de riz, galettes de riz, feuilles de riz (feuilles de brick), riz soufflé...

Il en est de même du maïs, dont les variétés consommées dans les pays occidentaux sont issues de semences hybrides mises au point en laboratoire dans le cadre de recherches agronomiques centrées uniquement sur le rendement. Le maïs d'origine, celui dont se nourrissaient les Indiens d'Amérique, a un index glycémique beaucoup plus bas (environ 35). Il a été démontré que c'est son contenu plus important en fibres solubles qui expliquait la différence d'IG. Non seulement ce taux important entraîne une glycémie basse, mais il permet aussi de retenir l'humidité. On comprend dès lors pourquoi, en l'absence de fibres solubles, il est nécessaire aujourd'hui d'arroser à outrance les maïs modernes – avec les conséquences écologiques que l'on sait concernant l'épuisement des nappes phréatiques.

Les légumineuses

Les légumineuses ou légumes secs sont en réalité des graines séchées provenant de plantes à gousses. Elles sont classées en trois catégories :

- **Fèves et haricots secs :** haricots (rouges, blancs, noir, pinto, azuki, d'Espagne, de Lima, mungo), soja, gourganes (fagioli), ...

- **Pois secs :** entiers, cassés, chiches, ...

- **Lentilles :** vertes, rouges, brunes, ...

La consommation des légumineuses est aujourd'hui 10 fois inférieure à ce qu'elle était il y a un siècle. **C'est regrettable car leurs index glycémiques sont les plus intéressants de toutes les sources de glucides.** En effet, la qualité de leur amidon (amylose majoritairement), de leurs fibres insolubles et leur teneur importante en protéines végétales sont autant de paramètres qui font chuter l'index glycémique. Par ailleurs, ils ont tendance à diminuer l'index glycémique des autres glucides consommés au même repas.

Leurs fibres (cellulose et lignine) ont un rôle bénéfique sur la fonction intestinale. Elles ont la capacité d'absorber une grande quantité d'eau (3 à 25 g d'eau par gramme de fibre) ce qui augmente le poids et le volume des selles et facilite ainsi la fonction d'élimination en général. Les légumineuses sont d'excellentes sources de fer (si elles sont consommées avec une source de vitamine C), d'acide folique et de manganèse. Elles constituent également de bonnes sources de potassium, magnésium, phosphore et zinc.

Composition des légumineuses (g/100g):

- Protides : 18-38 g
- Lipides : 1-18 g
- Glucides : 30-60 g

Une mauvaise réputation parfaitement injustifiée

En dépit de leurs propriétés exceptionnelles, les légumineuses sont parfois accusées de provoquer des gaz et d'être indigestes. Avec quelques précautions d'usage, ces inconvénients peuvent être évités. A savoir :

- Le trempage des graines à froid pendant 6 à 8 heures (jeter ensuite l'eau car elle contient des sucres fermentescibles).

- Des portions modérées.

- L'utilisation d'aromates (comme la sarriette, le clou de girofle) au cours de la cuisson.

- Une bonne mastication.

Pour diminuer le temps de trempage, vous pouvez porter à ébullition les légumineuses pendant deux minutes, les retirer du feu puis les laisser reposer pendant une heure. Une fois ce processus terminé, vous devez jeter l'eau de trempage. Dans tous les cas, la réintroduction des légumineuses doit être très progressive car notre système digestif n'est plus habitué à ce type de fibres.

La complémentation protéique chez les végétariens

Les légumineuses constituent un apport en protéines végétales particulièrement intéressant (18 à 38g). Par contre, elles sont pauvres en méthionine et les céréales, quand à elles, sont pauvres en lysine. On dit alors que la lysine est l'acide aminé « limitant » des céréales tandis que la méthionine est l'acide aminé « limitant » des légumineuses.

Quand une protéine est pauvre en un ou plusieurs acides aminés, elle doit donc être associée à une autre protéine riche en un des acides aminés manquants. C'est ainsi que l'on réalise la complémentation pour obtenir une protéine complète. Dans cette perspective, les légumineuses s'associent parfaitement avec les céréales et les fruits oléagineux.

Exemple :

- Lentilles et riz

- Couscous (blé) et pois chiches

- Haricots rouges et maïs

Certaines études suggèrent désormais qu'il n'est pas nécessaire de complémenter les protéines au même repas. La complémentation peut être faite au cours de la journée.

MÉTHODE
MONTIGNAC
DEPUIS 1986

RECETTES

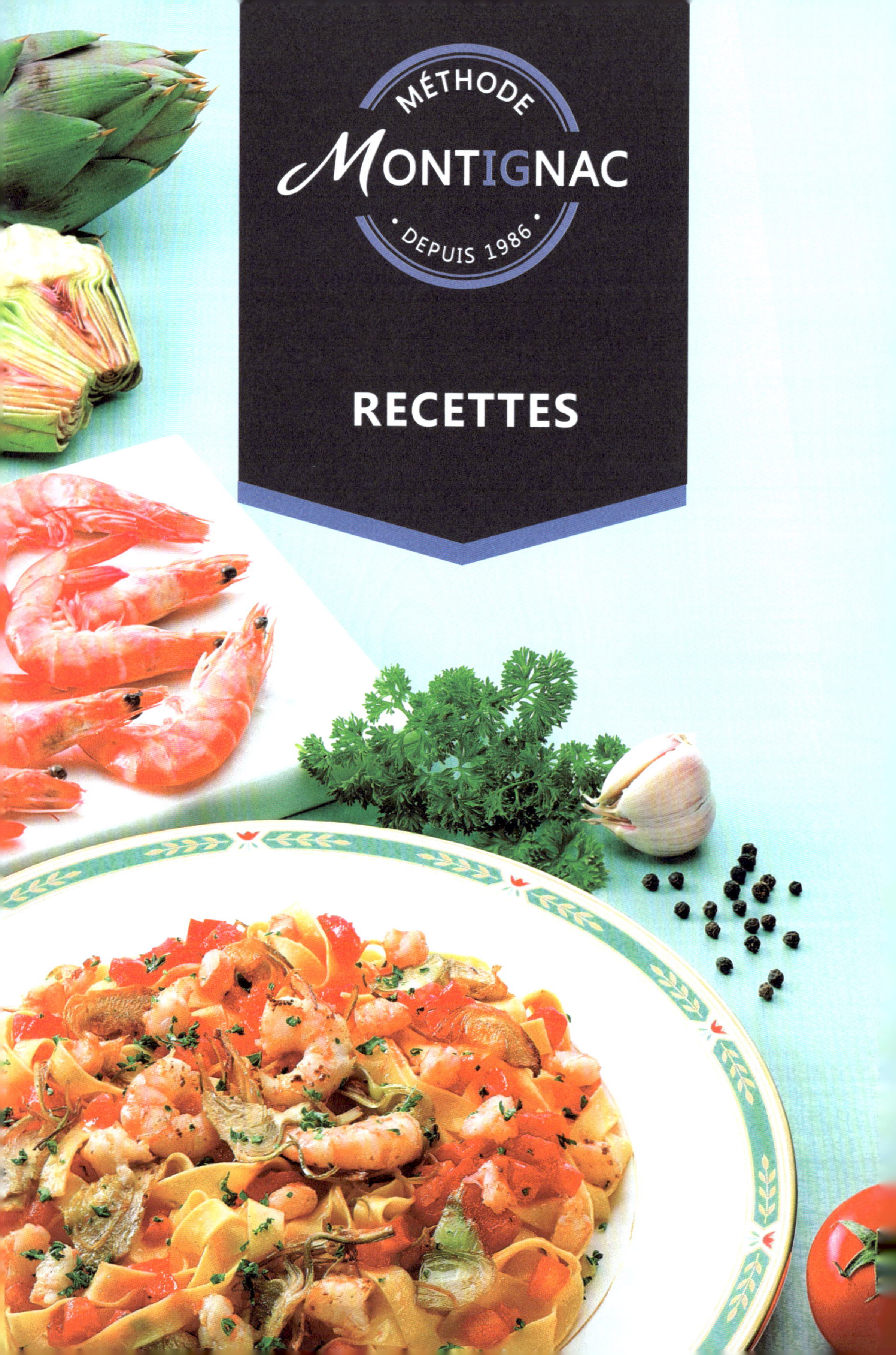

Comment utiliser les annotations ?

M Gourmand, M Glucide et **M Léger** font uniquement références à la Phase 1. Vous l'aurez compris, cette classification concerne le repas dans son entier.

La compatibilité de la recette à être intégrée dans un repas **M Gourmand, M Glucide** et **M Léger** est indiquée sur chaque fiche.

Bien sûr, toutes les recettes peuvent être intégrées dans la Phase 2 par défaut, celle-ci étant une Phase 1 élargie, sans distinction de **M Gourmand, M Glucide** et **M Léger**.

Les 2 semaines de menus que nous vous proposons vont vous permettre de passer de la théorie à la pratique, tout en asseyant plus concrètement les principes qui vous ont été donnés.

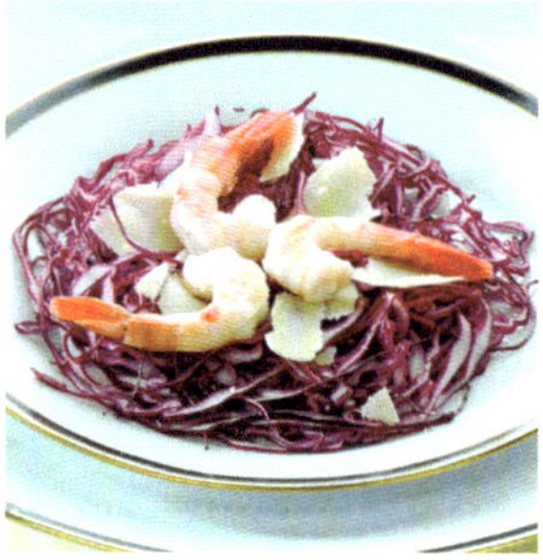

Salade de chou rouge

M Gourmand

4 personnes

- **Temps de préparation :** 10 minutes
- **Temps de cuisson :** 2 minutes

- **Ingrédients :**
  - 100 g de chou rouge
  - 3 cuillères à soupe de vinaigre balsamique
  - 6 cuillères à soupe d'huile d'olive
  - 100 g de Parmesan coupé en très fines lamelles
  - 100 g de crevettes (fraîches ou décongelées)
  - Sel, poivre blanc

Préparation

1. Laver le chou rouge sous l'eau courante. L'éponger délicatement, puis le couper en fines tranches.

2. Dans un bol, mélanger la moitié de l'huile d'olive, le vinaigre balsamique et les lamelles de Parmesan. Saler légèrement et poivrer.

3. Dans un saladier, déposer les fines tranches de chou rouge et assaisonner avec la préparation précédente.

4. Verser le reste de l'huile d'olive dans une poêle (si possible antiadhésive). Quand l'huile est chaude, faire revenir les crevettes pendant quelques minutes. Saler et poivrer.

5. Disposer sur chaque assiette un peu de salade de chou rouge. Couvrir la salade de crevettes chaudes.

6. Servir immédiatement.

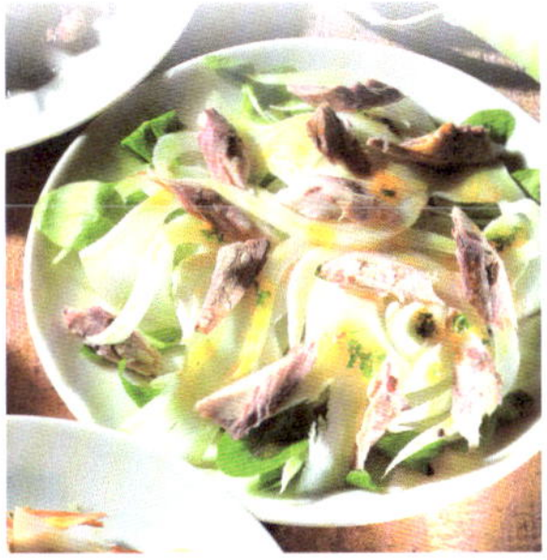

Salade de maquereau et de fenouil

M Léger

4 personnes

- **Temps de préparation :** 10 minutes
- **Temps de cuisson :** -
- **Ingrédients :**
  - 250 g de maquereau à l'huile
  - 2 fenouils
  - 2 cuillères à soupe (30 g) d'huile d'olive extra vierge
  - 1 cuillère à café de sel fin
  - Jus d'une demi orange
  - Jus d'un demi citron
  - 100 g de salade mâche

Préparation

1. Laver délicatement le fenouil et la mâche. Les éponger.

2. Couper le fenouil en très fines tranches (idéalement avec une râpe à légumes) puis ajouter l'huile d'olive, le jus de citron et le jus d'orange. Saler.

3. Ajouter la mâche et remuer délicatement.

4. Couper le maquereau en petites tranches ou en cubes. Utiliser du maquereau fumé si vous préférez une saveur plus relevée.

5. Disposer sur un plat le fenouil et la mâche. Éparpiller au dessus les tranches ou les cubes de maquereau.

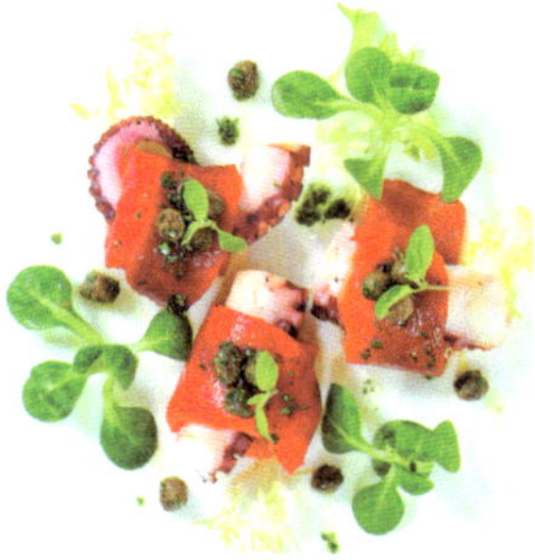

Roulades de poulpes au poivre

M Léger

4 personnes

- **Temps de préparation :** 30 minutes
- **Temps de cuisson :** 60 minutes

- **Ingrédients :**
  - 1 kg de poulpe
  - 3 cuillères à soupe d'huile d'olive extra vierge
  - 3 poivrons rouges coupés en très fines lamelles
  - 1 verre de vin blanc
  - 1 petite branche de romarin
  - 1 citron
  - 1 petite branche de marjolaine
  - 1 brin de persil
  - 1 cuillère à soupe de câpres au vinaigre
  - 1 cuillère à soupe de vinaigre blanc
  - Sel, poivre, piment

En complément

- 100 g de chicorée ou de mâche

Préparation

1. Préparation des roulades : cuire les poulpes dans 3 litres d'eau bouillante avec le vin blanc, la branche de marjolaine et le demi-citron.

2. Ajouter une pincée de sel et cuire à couvert pendant 40 minutes, ou jusqu'au moment où le poulpe est mou sous la pique d'un cure dent.

3. Retirer du feu et laisser reposer le poulpe 30 minutes dans son eau de cuisson. Griller les poivrons sous un gril puis les laver, les peler, et les couper en tranches d'environ 2 cm de long.

4. Mettre de côté une tasse de l'eau de cuisson du poulpe.

5. Égoutter le poulpe et couper ses tentacules en tranches d'environ 3-4 cm de long. Enrouler chaque morceau de poulpe d'1 tranche de poivron et fermer la roulade avec un cure dent.

6. Dans une large poêle, chauffer 2 cuillères à soupe d'huile d'olive et faire revenir les roulades pendant quelques minutes.

7. Pour servir : mélanger le vinaigre, l'eau de cuisson restante, le sel, le poivre et une pincée de piment. Ajouter les câpres et les herbes émincées. Servir avec la salade.

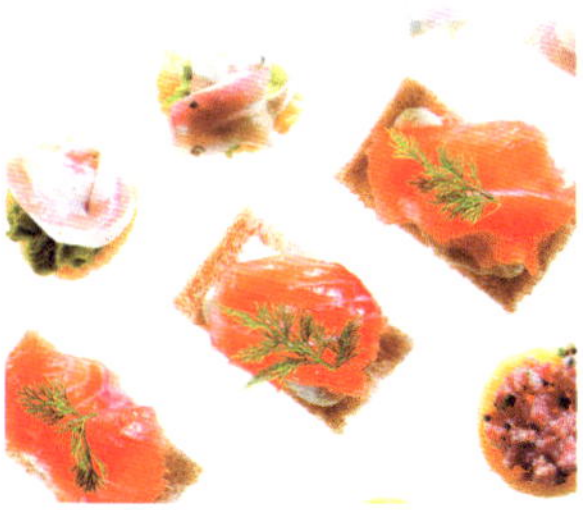

Toast de pain complet au saumon

M Glucide

4 personnes

- **Temps de préparation :** 5 minutes
- **Temps de cuisson :**

-

- **Ingrédients :**
  - 200 g de pain au levain naturel ou de pain Montignac
  - 150 g de saumon mariné (ou fumé) coupé en tranches fines
  - 80 g de Ricotta
  - 1 bouquet d'aneth
  - 1 demi-citron
  - Sel et poivre

Préparation

1. Couper le pain en petits rectangles ou triangles.

2. Dans un bol, mélanger la Ricotta avec le jus du demi-citron. Saler, poivrer et ajouter l'aneth émincé (mettre quelques brins de côté).

3. Tartiner le pain de Ricotta, puis ajouter une fine tranche de saumon. Décorer avec un peu d'aneth.

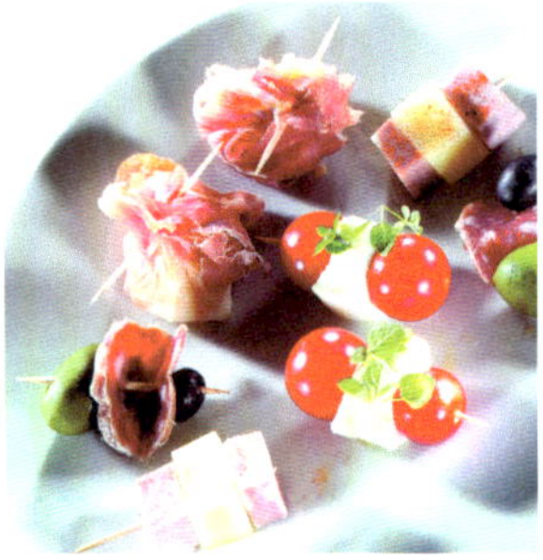

Brochettes de poire, jambon cru, et Parmesan

M Gourmand

4 personnes

- **Temps de préparation :** 15 minutes
- **Temps de cuisson :** - minutes
- **Ingrédients :**
  - 160 g de jambon cru coupé en petites tranches
  - 100g de Parmesan coupé en lamelles très fines
  - 1 poire (ferme)

Préparation

1. Peler la poire et couper la en tranches d'environ 1 cm d'épaisseur.

2. Déposer au centre de chaque tranche de jambon cru, une tranche de poire et 2-3 tranches de Parmesan.

3. Enrouler chaque tranche de jambon comme une crêpe (ou roulade) et la clore avec un cure dent.

4. Servir.

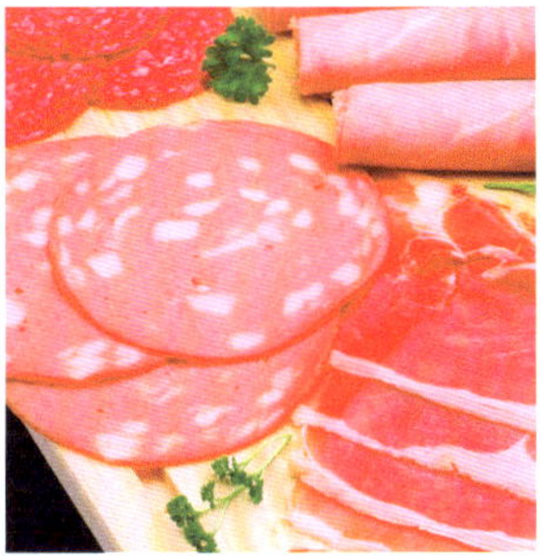

Brochettes de Mortadelle, fromage et jambon cru

M Gourmand

4 personnes

- **Temps de préparation :** 15 minutes
- **Temps de cuisson :** -
- **Ingrédients :**
  - 150 g de Mortadelle (en tranches)
  - 100 g de fromage de brebis mature
  - 180 g de jambon blanc (en tranches)
  - 1 cuillère à café de paprika en poudre

Préparation

1. Disposer le jambon cru, la mortadelle et le fromage sur une planche à découper.

2. Couper ces ingrédients en cubes d'environ 1 cm.

3. Préparer 4 brochettes. Sur chacune d'entre elles, enfiler 1 morceau de jambon, 1 morceau de fromage et 1 morceau de mortadelle.

4. Saupoudrer de paprika et servir.

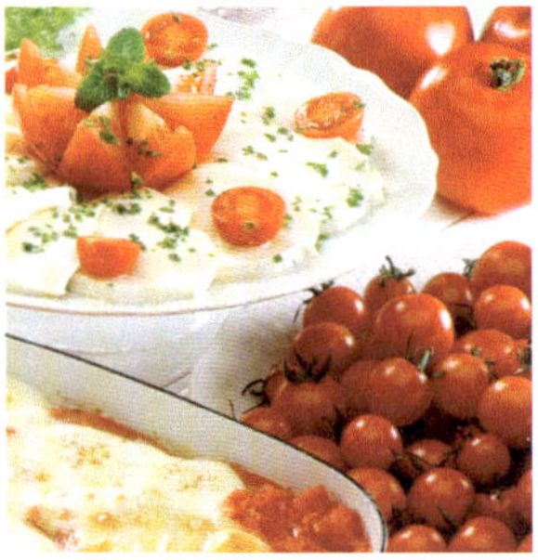

Tomates cerise et Mozzarella

M Gourmand

4 personnes

- **Temps de préparation :** 15 minutes
- **Temps de cuisson :** - minutes

- **Ingrédients :**
  - 250 g de Mozzarella
  - 16 tomates cerise
  - 2 cuillères à soupe d'huile d'olive
  - 1 cuillère à café d'origan

Préparation

1. Laver et couper les tomates cerise en 2.

2. Couper la Mozzarella en petits cubes.

3. Sur une brochette en bois, faire alterner une demi-tomate et un cube de mozzarella. Assaisonner d'huile d'olive et d'origan.

4. Laisser mariner pendant 5-7 minutes, puis servir.

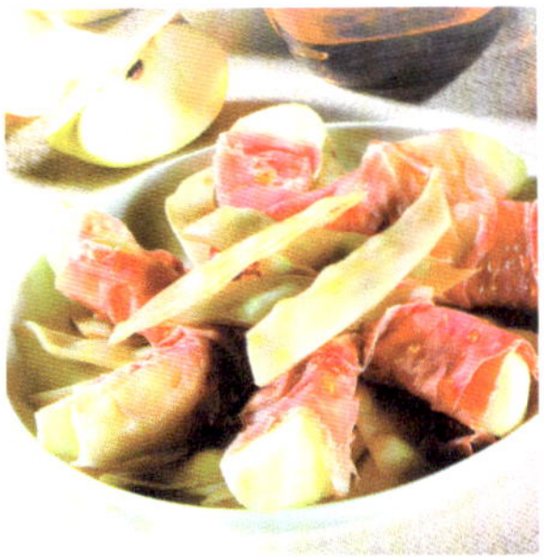

Pois mange-tout aux pommes et jambon cru

M Gourmand

4 personnes

- **Temps de préparation :** 10 minutes
- **Temps de cuisson :** 10 minutes

- **Ingrédients :**
  - 200 g de pois mange-tout
  - 120 g de jambon cru
  - 2 pommes Golden
  - 2 cuillères à soupe d'huile d'olive extra vierge

Préparation

1. Cuire les pois mange-tout dans une eau bouillante légèrement salée. Egoutter et laisser refroidir.

2. Peler les pommes, retirer le trognon, puis couper les en 4 ou en 6.

3. Couper le jambon cru en tranches et retirer le gras autour. Découper chacune de ces tranches en 2-3 autres tranches.

4. Couvrir chaque morceau de pomme d'une tranche de jambon.

5. Dans une assiette, déposer les pois mange-tout assaisonnés d'huile d'olive et de sel. Disposer à côté les pommes recouvertes de jambon.

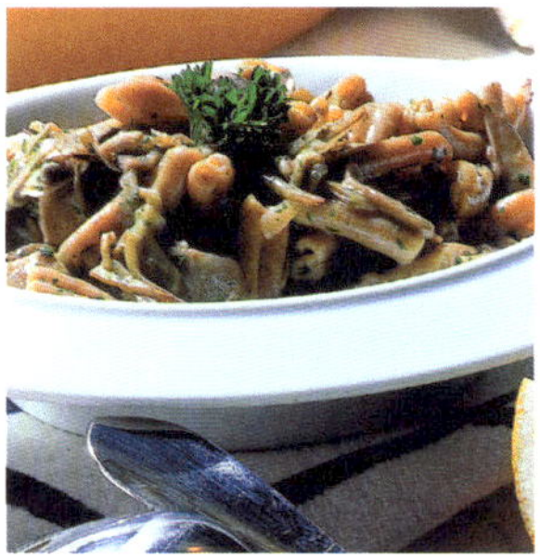

Casarecce au blé complet

M Glucide

4 personnes

- **Temps de préparation :** 10 minutes
- **Temps de cuisson :** 15 minutes

- **Ingrédients :**
  - 280 g de pâtes Caserecce intégral

Pour la sauce

- 50 g d'oignons rouges
- 140 g d'artichauts (nettoyés)
- 200 g de champignons
- 200 ml de bouillon de légumes
- 1 cuillère à soupe de persil haché
- 3 cuillères à soupe d'huile d'olive
- Sel, poivre

Préparation

1. Nettoyer soigneusement les artichauts. Retirer les feuilles extérieures les plus dures. Couper les artichauts en deux. Dégager le foin à l'intérieur, puis découper l'artichaut en fines lamelles.

2. Laver les champignons sous l'eau courante. Retirer les têtes et les pieds, puis découper les en fines lamelles comme les artichauts.

3. Dorer les oignons coupés en petits morceaux dans une poêle avec de l'huile d'olive. Ajouter les artichauts et les champignons. Saler et poivrer légèrement et laisser le tout dorer à feu fort. Verser ensuite le bouillon de légumes et laisser cuire pendant 5-7 minutes.

4. Cuire les pâtes séparément dans une large casserole d'eau chaude salée. Egoutter dès qu'elles sont *al dente* et les ajouter à la poêle qui contient la sauce. Ajouter le persil, saler et poivrer.

5. Servir.

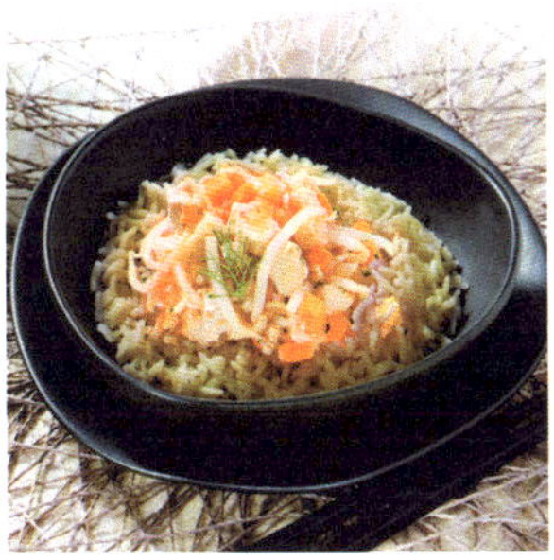

Riz complet au poulet et germes de soja

M Glucide

4 personnes

- **Temps de préparation :** 20 minutes
- **Temps de cuisson :** 25 minutes

Ingrédients :

- 500 g de blanc de poulet
- 400 g de riz Basmati complet
- 1 oignon émincé
- 1 branche de céleri
- 1 verre de vin blanc
- 5 tomates
- 1 pincée de poivre de Cayenne
- 1 cuillère à soupe d'huile d'olive
- 1 petite tasse de germes de soja
- 1 cuillère à café de sauce soja
- 4 tasses de bouillon de légumes
- Sel, poivre

Préparation

1. Préparation du poulet : découper le blanc de poulet en cubes, puis les dorer dans une poêle avec l'huile d'olive. Ajouter ensuite les légumes émincés et dorer le tout de nouveau pendant quelques minutes. Ajouter le vin blanc et laisser réduire. Ajouter les tomates.

2. Mouiller la préparation avec le bouillon, couvrir, et laisser mijoter à feu doux pendant 15 minutes environ.

3. Quand la préparation est cuite, ajouter les germes de soja égouttés, la pincée de poivre de Cayenne et la sauce soja.

4. Cuire le riz dans une eau salée pendant environ 10 minutes.

5. Ajouter le riz au poulet, mouiller le tout avec le bouillon de légumes et décorer de persil haché.

Riz complet au brocoli

M Glucide

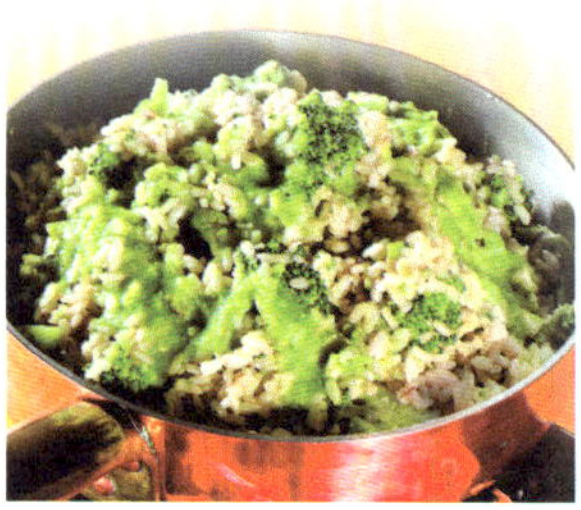

4 personnes

Temps de préparation :
10 minutes

Temps de cuisson :
60 minutes

Ingrédients :

- 250 g de riz complet
- 700 g de brocoli
- 2 cuillères à soupe d'huile d'olive extra vierge
- 2 gousses d'ail
- 30 g de Parmesan râpé
- Sel

Préparation

1. Préparation du riz : rincer le riz complet plusieurs fois sous l'eau courante puis verser le dans une casserole d'eau salée. Il doit y avoir exactement 3 volumes d'eau pour 1 volume de riz.

2. Porter à ébullition, couvrir, puis laisser mijoter sans remuer pendant 40-50 minutes (il ne doit plus rester d'eau).

3. Préparation du brocoli : nettoyer et laver les brocolis, puis couper les en fleurets. Plonger les fleurets dans l'eau bouillante et cuire pendant 8 minutes.

4. Pendant ce temps, faire revenir dans une poêle les gousses d'ail écrasées avec l'huile d'olive.

5. Quand les brocolis sont cuits, mélanger en 1/3 avec un peu de jus de cuisson. Ajouter cette purée de brocoli au reste des brocolis.

6. Dans la poêle qui contient les gousses d'ail, ajouter le riz, la purée de brocoli et le Parmesan.

7. Faire revenir le tout pendant quelques minutes et servir dans un plat creux.

Riz complet aux courgettes

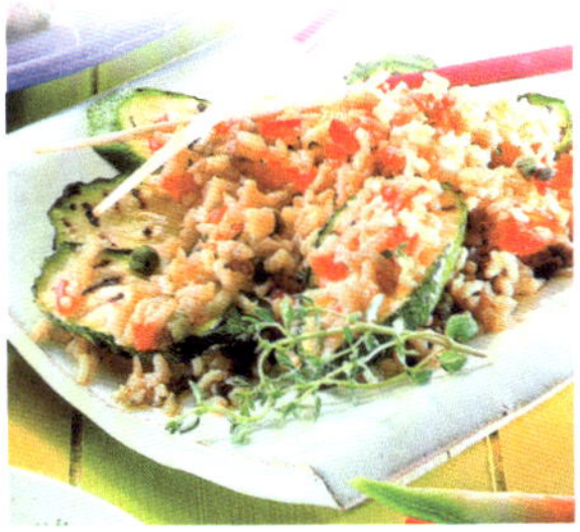

M Glucide

4 personnes

- **Temps de préparation :** 10 minutes
- **Temps de cuisson :** 35 minutes

- **Ingrédients :**
  - 160 g de riz complet
  - 150 g de courgettes
  - 100 g de poivrons rouges
  - 20 g d'anchois à l'huile
  - 20 g de câpres en saumure
  - 7-8 feuilles de thym
  - 2 cuillères à soupe d'huile d'olive extra vierge
  - 1 cuillère à café de sauce soja
  - Sel, poivre

Préparation

1. Préparation du riz : porter à ébullition une casserole remplie d'eau. Saler, puis ajouter le riz complet. Cuire le riz pendant environ 30-50 minutes.

2. Préparation des légumes: nettoyer et laver les poivrons (retirer la partie blanche et les graines) et les courgettes. Couper les poivrons en rondelles (ou cubes) et les courgettes en lamelles diagonales de 0,5 cm d'épaisseur environ.

3. Faire revenir les courgettes des 2 cotés pendant environ 1 minute.

4. Pour servir : égoutter le riz, le déposer dans un plat et laisser refroidir. Ajouter ensuite les poivrons, les courgettes grillées, les feuilles de thym, les câpres, les anchois, l'huile d'olive et la sauce soja. Saler et poivrer.

5. Bien mélanger le tout et servir la préparation tiède ou froide.

Risotto d'orge aux artichauts

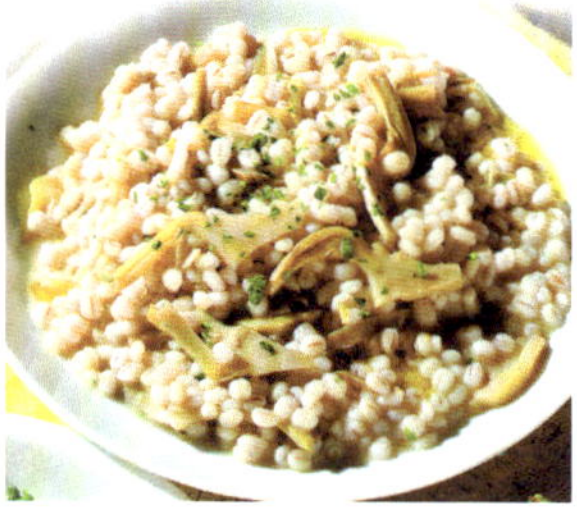

M Glucide

6 personnes

- **Temps de préparation :** 15 minutes
- **Temps de cuisson :** 40 minutes
- **Ingrédients :**
  - 400 g d'orge mondé
  - 1 feuille de laurier
  - 1 gousse d'ail
  - 1 échalote
  - 50 g d'huile d'olive extra vierge
  - 4 artichauts
  - ½ litre de bouillon de légumes dégraissé
  - 50 g de Parmesan râpé
  - 1 cuillère à soupe d'herbes émincées (persil, basilic, marjolaine)
  - Sel, poivre

Préparation

1. Préparation du risotto: porter à ébullition une casserole d'eau salée. Ajouter l'orge mondé, la feuille de laurier et la gousse d'ail. Cuire pendant 25 minutes.

2. Pendant ce temps, nettoyer les artichauts, et retirer les feuilles extérieures les plus dures, ainsi que le foin, puis couper en fines lamelles.

3. Faire dorer dans une poêle l'échalote émincée avec l'huile d'olive. Ajouter les lamelles d'artichauts et cuire pendant 4-5 minutes.

4. Egoutter avec précaution l'orge mondé et l'intégrer aux artichauts. Mouiller la préparation avec le bouillon de légumes jusqu'à complète absorption du bouillon. Ajouter le Parmesan et les herbes. Mélanger.

5. Servir l'orge dans des assiettes individuelles assaisonné d'un filet d'huile et de poivre.

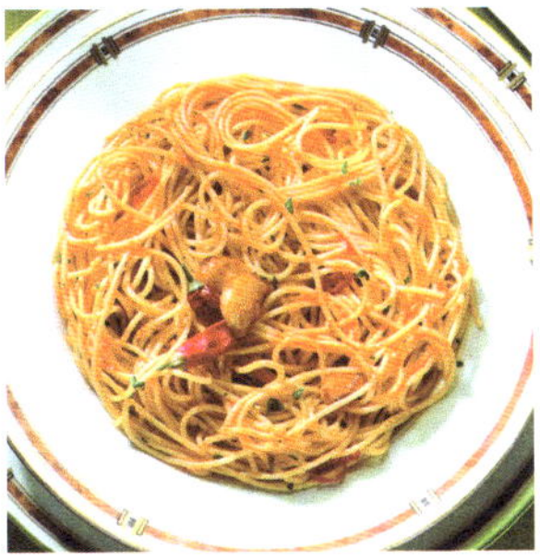

Spaghettis à l'ail et aux tomates

M Léger

4 personnes

- **Temps de préparation :** 10 minutes
- **Temps de cuisson :** 10 minutes
- **Temps de repos :** 30 minutes

- **Ingrédients :**
  - 350 g de spaghettis à IG bas Montignac
  - 8 gousses d'ail épluchées
  - 4 cuillères à soupe d'huile d'olive extra vierge
  - 3 cuillères à soupe de concentré de tomate
  - 2 verres d'eau
  - 4 piments (peperoncini)
  - Persil haché
  - Sel

Préparation

1. Dans une poêle faire revenir dans l'huile d'olive les gousses d'ail épluchées et les poivrons émincés.

2. Diluer le concentré de tomate dans les 2 verres d'eau. Verser dans la poêle chaude et couvrir immédiatement.

3. Baisser le feu et laisser mijoter le tout pendant environ 5 minutes. Saler.

4. Porter à ébullition une casserole d'eau salée et ajouter les spaghettis. Quand ils sont cuits *al dente*, égoutter.

5. Verser les spaghettis dans la poêle qui contient la sauce. Mélanger soigneusement, puis ajouter le persil émincé.

6. Servir.

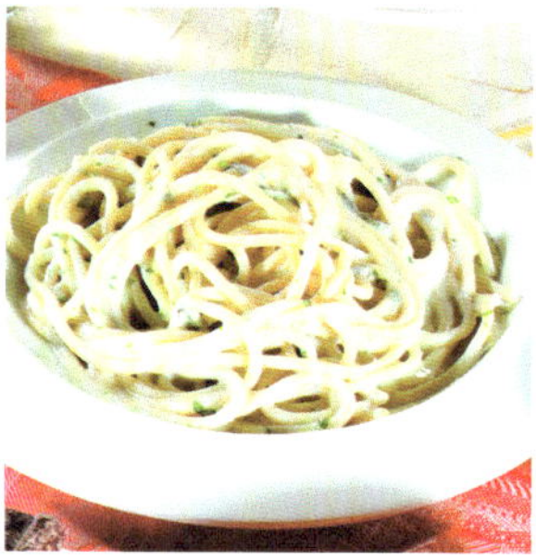

Spaghettis au Gorgonzola

M Gourmand

4 personnes

- **Temps de préparation :** 15 minutes
- **Temps de cuisson :** 11 minutes

- **Ingrédients :**
  - 350 g de spaghettis à IG bas Montignac
  - 100 g de Gorgonzola
  - 200 ml crème de soja (soja cuisine)
  - 4 feuilles de sauge
  - 1 cuillère à soupe de persil haché
  - Sel
  - Poivre noir

Préparation

1. Au bain-marie, faire fondre la crème de soja, le Gorgonzola et les feuilles de sauge découpées en fines lamelles. Saler et mélanger sans interruption jusqu'à obtenir une crème onctueuse.

2. Porter à ébullition une casserole d'eau salée et cuire les spaghettis (*al dente*).

3. Ajouter la crème préalablement préparée au bain-marie aux spaghettis.

4. Poivrer généreusement et saupoudrer de persil haché.

5. Servir.

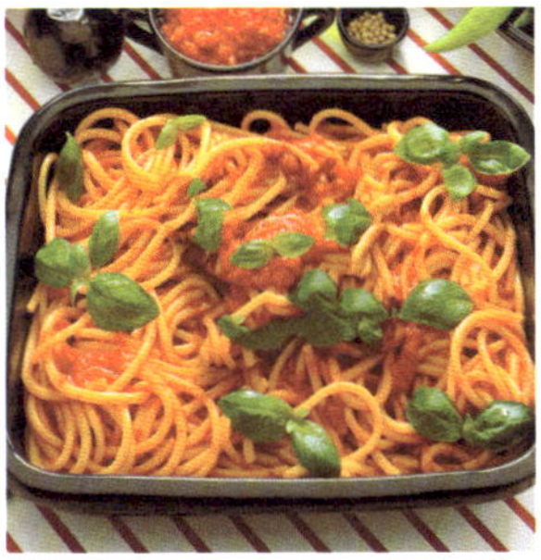

Spaghettis méditerranéens

M Gourmand

4 personnes

- **Temps de préparation :** 20 minutes
- **Temps de cuisson :** 35 minutes

- **Ingrédients :**
  - 600 g de tomates
  - 80 g d'oignons blancs
  - 10 g de basilic haché
  - 1 ou 2 gousses d'ail
  - 2 piments doux
  - 3 cuillères à soupe d'huile d'olive
  - 1 cuillère à soupe de concentré de tomate
  - ½ cuillère à café de paprika doux
  - Sel, poivre

En complément :
- 350 g de spaghettis à IG bas Montignac
- 250 g de Mozzarella
- 16 crevettes
- 2 cuillères à soupe d'huile d'olive
- 1 cuillère à café de thym
- Sel, poivre

Préparation

1. Préparation de la sauce : blanchir les tomates dans une casserole d'eau pendant 1 minute environ. Les retirer et les peler en veillant également à éliminer les pépins. Récupérer le jus et mettre de côté.

2. Couper la pulpe des tomates en petits cubes. Peler et émincer l'oignon et les gousses d'ail. Couper les poivrons puis en petits morceaux.

3. Dans une poêle, dorer dans l'huile d'olive l'oignon et l'ail. Ajouter les cubes de tomate, les poivrons émincés et quelques minutes après le concentré et le jus de tomate.

4. Saupoudrer le tout de sel, de paprika et de poivre. Cuire pendant 20 minutes, puis parsemer de basilic.

5. Préparation des crevettes : cuire les spaghettis dans une casserole d'eau bouillante. Pendant ce temps, nettoyer et décortiquer les crevettes. Conserver les queues.

6. Dans une poêle, bien dorer dans l'huile d'olive les queues des crevettes. Saler et poivrer.

7. Mélanger les spaghettis préalablement égouttés à la sauce tomate, puis ajouter les crevettes.

8. Égoutter la Mozzarella et couper en cubes de 0,5 cm environ. Eparpiller les cubes sur les spaghettis et mettre au four (position grill) pendant quelques seconds.

9. Décorer le plat de quelques feuilles de thym et servir.

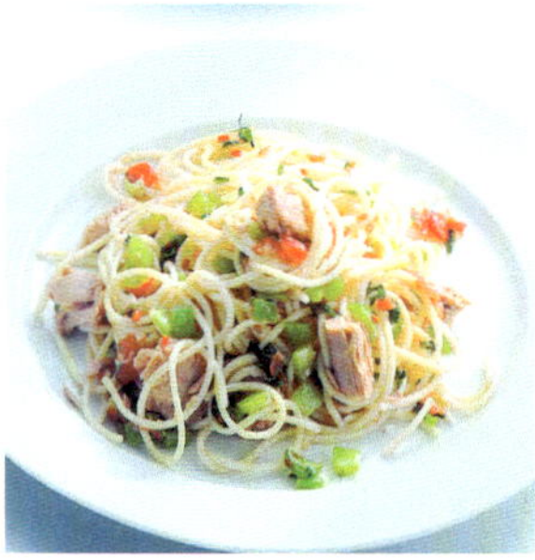

Spaghettis au thon

M Léger

4 personnes

- **Temps de préparation :** 10 minutes
- **Temps de cuisson :** 12 minutes

- **Ingrédients :**
  - 400 g de spaghettis Montignac à IG bas
  - 200 g de thon à l'huile égoutté
  - 3 gousses d'ail
  - ½ piment rouge fort
  - ½ piment vert fort
  - 1 cuillère à soupe d'herbes émincées (thym et persil)
  - 200 g de poivrons verts
  - 100 g de sauce tomate
  - 30 g d'oignon
  - 2 cuillères à soupe d'huile d'olive
  - Sel, poivre

Préparation

1. Peler et émincer les gousses d'ail. Retirer les graines des poivrons et hacher finement. Egoutter le thon et couper le en morceaux. Laver les tomates et les piments sous l'eau courante et découper les en petits cubes. Couper l'oignon en fines rondelles.

2. Dans une poêle, faire revenir à feu doux dans l'huile d'olive (sans les laisser dorer) l'ail, l'oignon, les poivrons et les piments. Ajouter les tomates et dorer le tout pendant 1 minute.

3. Cuire les spaghettis dans une casserole d'eau bouillante pendant environ 8 minutes.

4. Égoutter les spaghettis et ajouter les à la poêle qui contient les tomates. Ajouter le thon et les herbes émincées. Saler et poivrer.

5. Réchauffer le tout pendant environ 1 minute. Servir immédiatement.

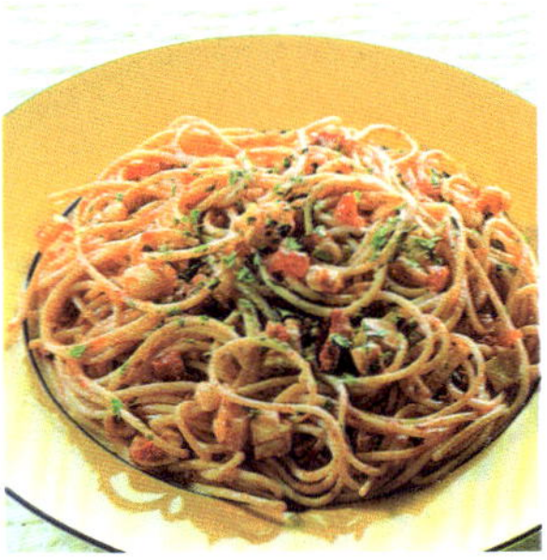

Spaghettis fumés

M Gourmand

4 personnes

- **Temps de préparation :** 10 minutes
- **Temps de cuisson :** 15 minutes

- **Ingrédients :**
  - 350 g de spaghettis Montignac à IG bas
  - 100 g de pancetta fumée

  ou
  - 1 tranche de bacon
  - 1 gousse d'ail
  - 50 g de noix
  - 450 g de pulpe de tomate
  - 2 cuillères à soupe de persil émincé
  - le zeste d'1 citron
  - 200 g de tome de montagne
  - 5 cuillères à soupe d'huile d'olive
  - Sel, poivre

Préparation

1. Dans une casserole, porter à ébullition un grand volume d'eau avec une pincée de sel. Couper la pancetta (ou le bacon) en petits cubes. Couper les noix en morceaux. Peler et écraser la gousse d'ail (vous pouvez écraser l'ail à l'aide d'une lame de couteau sur une planche à découper)

2. Chauffer l'huile dans une poêle et ajouter l'ail écrasé, les cubes de pancetta (ou de bacon) et les morceaux de noix.

3. Quand le tout est doré, retirer la gousse d'ail, ajouter la pulpe de tomate, le sel, le poivre, et laisser cuire pendant 7-8 minutes environ.

4. Pendant ce temps, jeter les pâtes dans l'eau bouillante.

5. Égoutter les pâtes dès qu'elles sont cuites *al dente*. Ajouter les cubes de pancetta, l'ail et les morceaux de noix. Mélanger. Ajouter le persil émincé (vous pouvez utiliser du persil congelé) et le zeste de citron. Faire revenir à feu fort pour épaissir la sauce, puis bien mélanger.

6. Éparpiller sur les pâtes le fromage coupé en petits morceaux. Bien mélanger et servir.

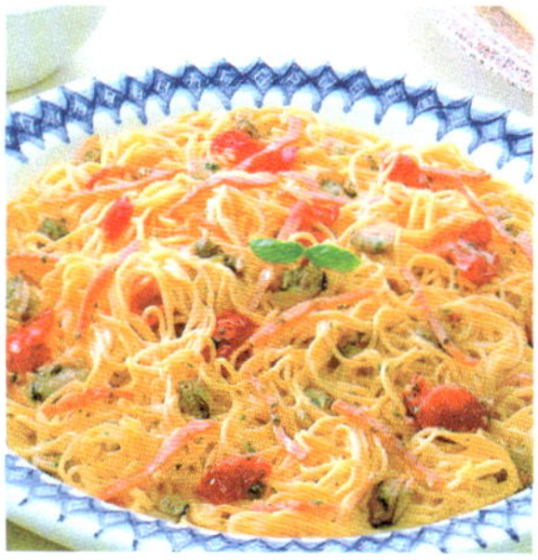

Spaghettis terre et mer

M Léger

4 personnes

- **Temps de préparation :** 10 minutes
- **Temps de cuisson :** 10 minutes

- **Ingrédients :**
  - 350 g de spaghettis Montignac à IG bas
  - 150 g de palourdes (fraîches ou congelées)
  - 1 tranche épaisse de jambon blanc
  - 1 gousse d'ail
  - 1 brin de persil
  - 5 feuilles de laurier
  - 150 g de tomate cerise
  - 1 cuillère à café de crème de soja
  - ½ piment
  - ½ verre de vin blanc
  - Sel
  - 4 cuillères à soupe d'huile d'olive

Préparation

1. Porter à ébullition une casserole d'eau salée.

2. Émincer le persil, le basilic et l'ail. Les faire revenir avec le piment dans une poêle graissée à l'huile d'olive.

3. Laver les tomates cerise, les couper en tranches et les ajouter à la poêle avec une pincée de sel. Après quelques minutes, verser le verre de vin blanc, laisser réduire, puis verser la crème de soja. Ajouter immédiatement les palourdes coupées en lamelles et cuire de nouveau pendant 3 minutes.

4. Cuire les spaghettis dans de l'eau bouillante.

5. Dès que les spaghettis sont cuits *al dente*, égoutter, et les verser dans la poêle. Saler et poivrer.

6. Servir immédiatement.

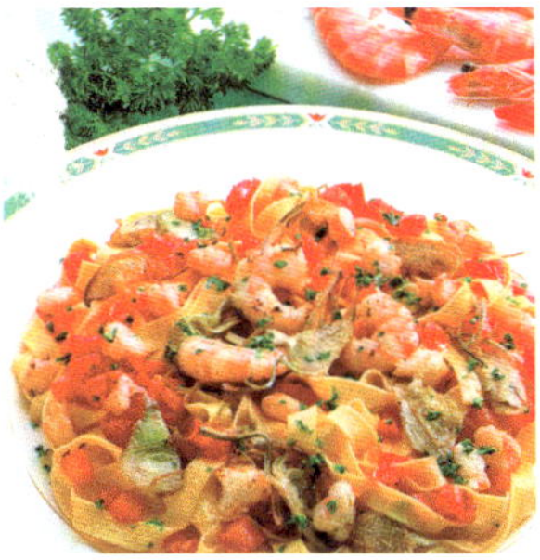

Spaghettis aux crevettes et artichauts

M Léger

4 personnes

- **Temps de préparation :** 15 minutes
- **Temps de cuisson :** 25 minutes

- **Ingrédients :**

• 350 g de spaghetti Montignac à IG bas

Pour la sauce

• 300 g de crevettes
• 4 artichauts
• 3 tomates
• 1 gousse d'ail
• Persil
• 1 verre de vin blanc
• 30 ml d'huile d'olive extra vierge
• Sel, poivre

Préparation

1. Nettoyer et décortiquer les crevettes. Couper les en petits morceaux et mettre de côté.

2. Laver les artichauts. Retirer les feuilles extérieures qui sont dures, ainsi que le foin. Couper les artichauts en deux puis en petites tranches. Dans une poêle, faire revenir dans l'huile d'olive l'ail écrasé avec le persil émincé. Ajouter les artichauts et cuire pendant 5 minutes. Saler, poivrer et verser le verre de vin blanc.

3. Quand le vin est réduit, ajouter la pulpe de tomate. Couvrir et laisser mijoter à feu doux pendant 15 minutes. Ajouter les crevettes, saler, poivrer, et mijoter de nouveau pendant 3 minutes.

4. Cuire les spaghettis dans une casserole d'eau bouillante.

5. Quand les spaghettis sont cuits *al dente*, les égoutter et ajouter la sauce. Décorer de feuilles de persil et servir.

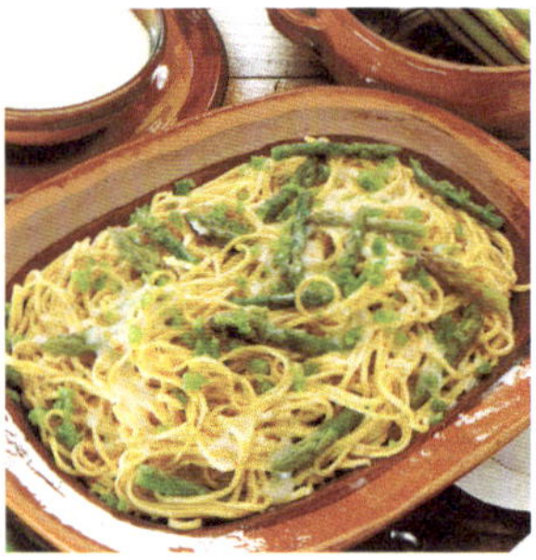

Spaghettis aux asperges et aux tomates

M Léger

4 personnes

- **Temps de préparation :** 15 minutes
- **Temps de cuisson :** 30 minutes

- **Ingrédients :**
  - 300 g de spaghettis Montignac IG bas
  - 1 kg de tomates
  - 2 gousses d'ail pelées et hachées
  - 1 petite botte de basilic finement ciselée
  - (Séparer les tiges de feuilles)
  - 1 botte d'asperges fraiches
  - Sel et poivre fraichement moulu
  - Huile d'olive extra-vierge
  - 50 g de copeaux de parmesan

Préparation

1. Plonger les tomates dans de l'eau bouillante pendant 30 secondes. Les transférer dans un saladier d'eau froide avec de glaçons puis les éplucher et les couper en quartiers quand elles sont tièdes.

2. Dans une poêle antiadhésive, faire revenir l'ail jusqu'à ce qu'il soit doré. Ajouter les tomates et les tiges de basilic puis porter à l'ébullition. Saler, poivrer et poursuivre la cuisson à feu doux pendant 30 minutes.

3. Pendant ce temps, laver les asperges, puis couper les extrémités ligneuses. Couper les asperges en fins tronçons et les incorporer aux tomates. Porter à ébullition pendant 1 minute puis retirer du feu et rectifier l'assaisonnement si nécessaire. Eparpiller les feuilles de basilic et réserver.

4. Cuire les spaghettis dans un grand volume d'eau bouillante salée jusqu'à ce qu'ils soient *al dente*.

5. Incorporer les spaghettis et un peu d'eau de cuisson au mélange asperges-tomates. Mélanger délicatement et transférer dans un plat de service. Arroser d'huile d'olive et saupoudrer de parmesan. Servir.

Perches au chou

M Léger

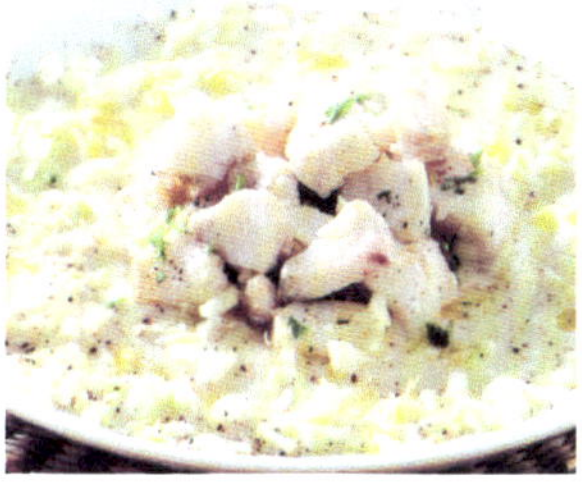

4 personnes

- **Temps de préparation :** 15 minutes
- **Temps de cuisson :** 30 minutes

- **Ingrédients :**
  - 800 g de feuilles de chou
  - 320 g de filets de perche
  - 120 g d'oignons
  - 4 cuillères à soupe d'huile d'olive extra vierge
  - Sel, poivre

Préparation

1. Préparation du chou : découper les feuilles de chou en très fines lamelles (garder quelques feuilles pour décorer). Émincer l'oignon. Chauffer 2 cuillères à soupe d'huile d'olive dans une poêle, ajouter l'oignon, puis le chou. Bien mélanger et après quelques minutes, recouvrir la préparation d'eau chaude. Laisser mijoter pendant 15 minutes.

2. Pendant ce temps, dorer les filets de perche avec le reste de l'huile d'olive. Saler, poivrer et réserver au chaud.

3. Pour servir : saler et poivrer le chou, mélanger et servir avec les filets de perche. Décorer l'assiette de feuilles de chou restantes.

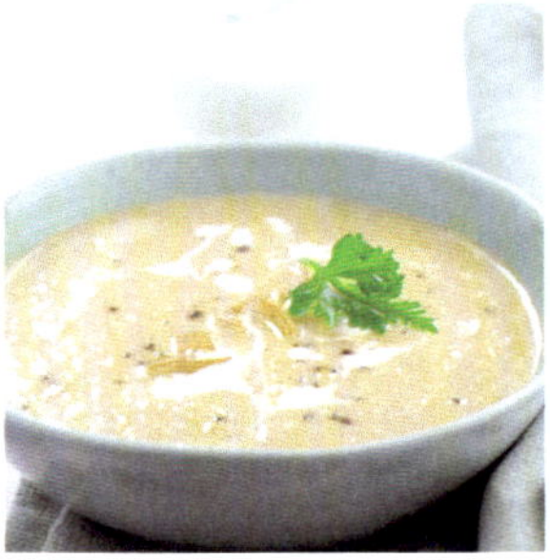

Soupe de chou-fleur

M Léger

4 personnes

- **Temps de préparation :** 10 minutes
- **Temps de cuisson :** 25 minutes

- **Ingrédients :**
  - 350 g de chou-fleur
  - 4 cuillères à soupe d'huile d'olive extra vierge
  - ½ cube de bouillon de légumes dégraissé
  - Sel, poivre blanc

Préparation

1. Laver soigneusement le chou-fleur sous l'eau courante. L'éponger et découper en petits morceaux sur une table à découper. Mettre les petits morceaux dans une poêle.

2. Remplir la poêle d'eau jusqu'à recouvrir les morceaux de chou-fleur. Porter à ébullition, ajouter le bouillon de légumes, saler, poivrer et laisser mijoter pendant 25 minutes.

3. Réserver quelques morceaux de chou-fleur pour décorer, puis passer le reste au mixeur. La soupe doit être liquide mais bien homogène et lisse. Saler si nécessaire.

4. Verser la soupe dans des assiettes creuses. Ajouter un peu d'huile d'olive et servir immédiatement.

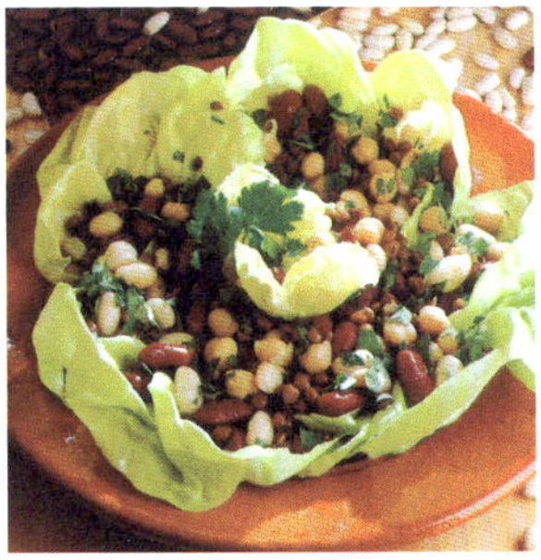

Salade mixte de légumineuses à l'huile de noix

M Léger

4 personnes

- **Temps de préparation :** 15 minutes
- **Temps de cuisson :** 1 heure

- **Ingrédients :**
  - 150 g de haricots blancs
  - 150 g de haricots secs
  - 150 g de pois chiche
  - 150 g de lentilles
  - 1 bouquet garni (persil séché, thym, laurier)
  - 2 oignons
  - Huile de noix
  - Sel, poivre
  - Quelques cœurs de laitue pour décorer
  - 1 bouquet de persil frais

Préparation

1. Tremper les haricots et les pois chiches pendant 1 nuit dans un saladier d'eau froide.

2. Cuisiner séparément les légumineuses :

Haricots : mettre les haricots dans une casserole d'eau froide non salée. Porter à ébullition. Retirer du feu, couvrir, et laisser reposer pendant 1 heure. Ajouter 1 oignon émincé, du sel, et remettre cuire à feu doux jusqu'à ce qu'ils soient tendres (30 à 40 minutes). Egoutter soigneusement à la fin de la cuisson.

Pois chiches : cuisiner les pois chiches dans une casserole d'eau salée pendant 45 minutes.

Lentilles : trier les lentilles et laver les sous l'eau courante. Dans une casserole remplie d'eau, mettre les lentilles et le bouquet garni. Porter à ébullition et laisser cuire pendant 1 heure. Ajouter un peu de sel en fin de cuisson, puis égoutter soigneusement.

3. Dans un plat, mélanger toutes les légumineuses et laisser refroidir.

4. Garnir le fond de chaque assiette individuel d'1 cœur de laitue, et déposer les légumineuses au centre.

5. Assaisonner d'huile de noix et de persil. Saler et poivrer.

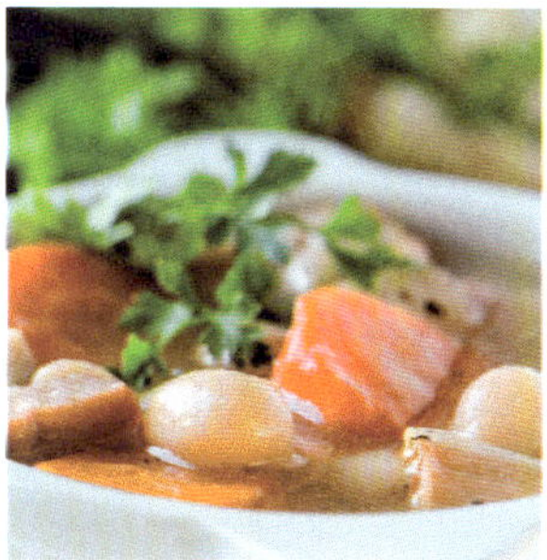

Minestrone

M Léger

4 personnes

- **Temps de préparation :** 10 minutes
- **Temps de cuisson :** 25 minutes

- **Ingrédients :**
  - 100 g de haricots blancs frais écossés
  - 100 g de haricots verts fins
  - 1 carotte
  - 1 courgette
  - 1 tomate
  - 1 poireau
  - 1 oignon
  - 2 gousses d'ail
  - 4 feuilles de basilic
  - 10 brins de persil plat
  - 50 g de spaghetti Montignac coupés en morceaux
  - 3 cuil. à soupe d'huile d'olive
  - 120 g de parmesan ou de pecorino râpé sel, poivre

Préparation

1. Mettre les haricots blancs dans une casserole, les couvrir largement d'eau et les faire cuire sans les saler pendant 30 min. Effiler les haricots verts et les tailler en petits morceaux. Retirer la peau et les pépins de la tomate. Éplucher la carotte, laver la courgette et le poireau, puis peler l'oignon, et les gousses d'ail. Émincer le poireau et tailler les autres légumes en dés.

2. Faire chauffer l'huile d'olive dans une grande marmite. Y faire suer l'oignon, le poireau et l'ail. Ajouter ensuite la carotte, la tomate et la courgette. Recouvrir avec 2 litres d'eau.

3. Égoutter les haricots blancs et les ajouter à la soupe. Assaisonner de sel, poivre et laisser cuire doucement pendant 45 min.

4. Mettre 10 min avant la fin de la cuisson les haricots verts et les spaghettis coupés en morceaux à cuire dans la soupe. Ciseler les feuilles de basilic et le persil plat, les ajouter dans la minestrone. Servir aussitôt.

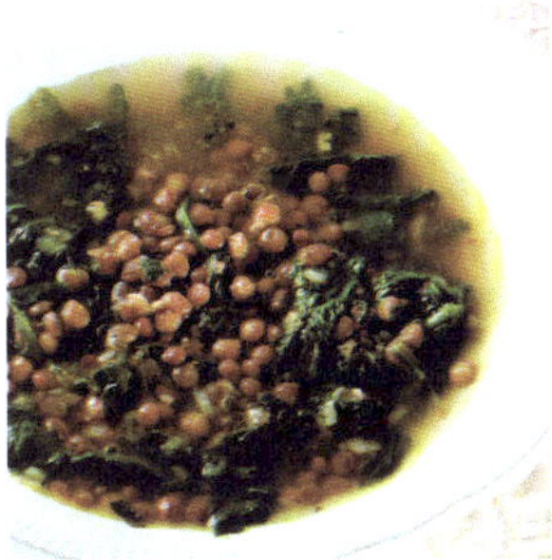

Soupe aromatique de lentilles et d'épinards

M Léger

4 à 6 personnes

- **Temps de préparation :** 10 minutes
- **Temps de cuisson :** 1 heure

- **Ingrédients :**
  - 370 g de lentilles verte
  - 100 g d'épinards frais
  - 80 g d'oignon émincé
  - 1 litre de bouillon de légumes dégraissé
  - 3 cuillères à soupe d'huile d'olive extra vierge
  - 2 gousses d'ail écrasées
  - 2 cuillères à soupe de coriandre moulue
  - 1 cuillère à café de zeste de citron râpé
  - 1 cuillère à café de cumin moulu
  - Sel, poivre

Préparation

1. Préparation de la soupe : mettre les lentilles dans une casserole remplie d'eau. Ne pas ajouter de sel tant que les lentilles ne sont pas cuites.

2. Porter à ébullition, puis réduire le feu, et laisser mijoter à découvert pendant environ 45 minutes. Une fois cuites, égoutter et mettre de côté.

3. Dans une deuxième poêle, faire revenir à feu moyen l'ail et les oignons dans l'huile d'olive. Ajouter ensuite les épinards hachés et cuire pendant 2 autres minutes. Ajouter les lentilles, le cumin, le zeste de citron et le bouillon de légumes. Laisser mijoter à découvert et à feu doux pendant 15 minutes de plus.

4. Pour servir : verser la soupe dans des assiettes creuses et parsemer de coriandre. Saler et poivrer.

5. Servir immédiatement.

Note : goûter les lentilles 10 à 15 minutes avant la fin de la cuisson pour être certain de ne pas les faire trop cuire. Elles doivent à la fois être fermes et tendres.

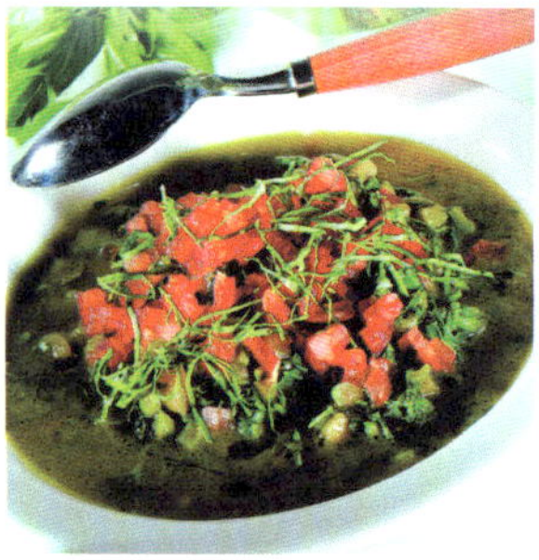

Soupe de légumes verts

M Léger

4 personnes

- **Temps de préparation :** 10 minutes
- **Temps de cuisson :** 25 minutes

- **Ingrédients :**
  - 50 g de haricots verts
  - 50 g de bettes
  - 50 g d'épinard
  - 100 g d'oignons
  - 100 g de courgettes
  - 1 branche de cèleri
  - 100 g de tomates mûres mais fermes
  - 3-4 feuilles de basilic frais
  - 2 cuillères à soupe d'huile d'olive extra vierge
  - Sel, poivre

Préparation

1. Éplucher et couper les légumes en petits morceaux. Chauffer 1 cuillère à soupe d'huile d'olive dans une poêle et dorer les oignons. Ajouter un peu d'eau puis respectivement les haricots verts, le cèleri, et les courgettes.

2. Quand tous les légumes sont cuits, ajouter les bettes et les épinards. Cuire jusqu'à obtenir une soupe épaisse. Saler.

3. Ébouillanter les tomates pendant quelques minutes. Les égoutter, les peler, les découper en deux, puis en dés.

4. Verser la soupe dans des assiettes creuses. Garnir de tomates fraiches et de basilic émincé. Arroser d'un filet d'huile d'olive et servir tiède.

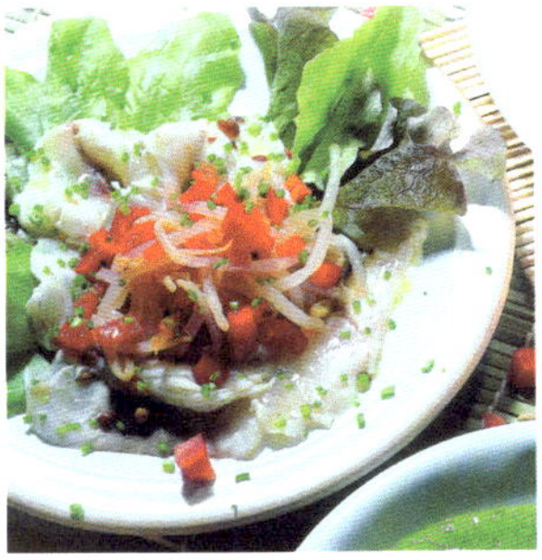

Carpaccio de dorade

M Léger

4 personnes

- **Temps de préparation :** 15 minutes
- **Temps de repos (marinade) :** 15 minutes

- **Ingrédients :**
  - 4 filets de dorade (100g chacun)

  Pour la marinade
  - Jus d'1 citron
  - 2 cuillères à soupe d'huile d'olive
  - 2 cuillères à soupe de baies roses
  - Sel

  Pour le lit de légumes :
  - 50 g de différentes salades
  - 50 g de poivrons rouges coupés en cubes
  - 30 g de germes de soja en boite
  - 2 cuillères à soupe d'huile d'olive extra vierge
  - 1 bouquet de ciboulette
  - Sel

Préparation

1. A l'aide d'un couteau bien aiguisé couper les filets de dorade en fines tranches (carpaccio). Mettre les filets dans un plat creux et assaisonner de jus de citron, de poivre et de baies rose. Saler et laisser mariner pendant 15 minutes.

2. Pendant ce temps, laver, puis couper les poivrons en petits cubes. Mettre les poivrons dans un bol avec les germes de soja. Arroser d'huile d'olive et saler.

3. Recouvrir de salade le fond des assiettes et déposer au-dessus les filets de dorade.

4. Éparpiller les dés de poivrons et les germes de soja sur les filets. Saupoudrer le tout de ciboulette émincée.

Carpaccio de veau

M Gourmand

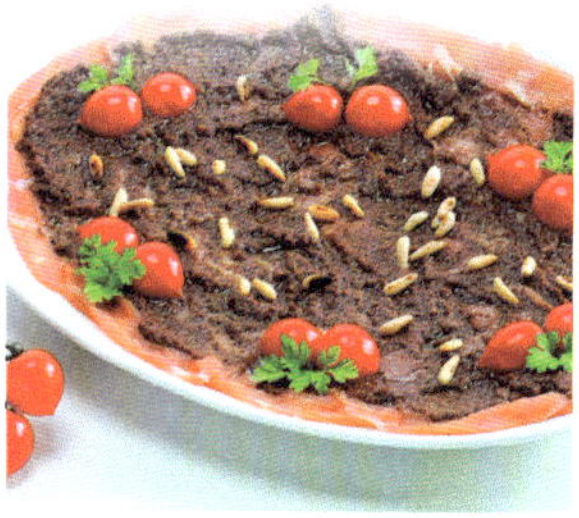

4 personnes

- **Temps de préparation :** 15 minutes
- **Temps de cuisson :** -
- **Ingrédients :**
  - 12 fines tranches de filet de veau
  - 150 g de salade Roquette
  - 2 cuillères à soupe d'olives verte dénoyautées
  - 50 g de tomates séchées
  - 1 branche de céleri
  - 1 cuillère à soupe de câpres en saumure
  - 5 cuillères à soupe d'huile d'olive extra vierge
  - Jus d'1/2 citron
  - Sel, poivre

Préparation

1. Laver la salade et égoutter soigneusement. Couper la en morceaux et éparpiller dans une assiette. Saler légèrement.

2. Aplatir les tranches de veau préalablement placées entre deux feuilles de papier cuisson transparent pour les rendre moins épaisses sans les abîmer. Déposer les tranches de viande dans une assiette sur la roquette.

3. Dans un bol, mélanger l'huile d'olive, le jus de citron, un peu de sel et de poivre. Ajouter les olives dénoyautées coupées en rondelles, les tomates coupées en morceaux, le céleri et les câpres.

4. Assaisonner le carpaccio de veau avec cette sauce.

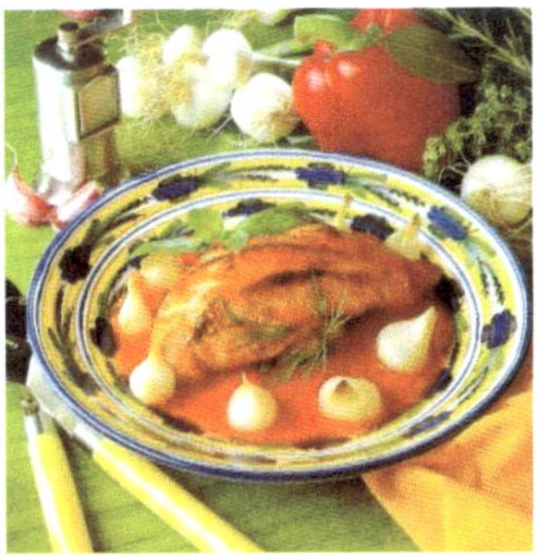

Blancs de poulet aux oignons caramélisés et sauce au poivre

M Gourmand

4 personnes

- **Temps de préparation :** 35 minutes
- **Temps de cuisson :** 1 heure
- **Ingrédients :**
  - 4 blancs de poulet
  - 450 g d'oignons blancs
  - 3 gousses d'ail blanchies
  - 1 ou 2 poivrons rouges (300 g)
  - ½ tasse d'huile d'olive
  - 2 cuillères à soupe de sauce tomate
  - Herbes séchées : thym, basilic, marjolaine, origan
  - 10cl (1/2 tasse) de bouillon de légumes
  - Sel, poivre

Préparation

1. Peler les oignons (les tremper au préalable dans de l'eau tiède pour rendre la tâche plus facile).

2. Mettre les oignons dans un plat pouvant aller au four (céramique). Ajouter du sel, du poivre et 3 cuillères à soupe d'huile d'olive.

3. Couvrir et fermer la préparation avec une feuille d'aluminium. Mettre au four à 180 °C (th.6) pendant 30 minutes.

4. Préparation de la sauce : griller les poivrons rouges jusqu'à ce que la peau se craquèle. Peler les poivrons, retirer les graines et la partie blanche. Passer les poivrons au mixeur avec 5 cl (3 cuillères à soupe) d'huile d'olive, d'ail blanchi et de sauce tomate.

5. Ajouter le bouillon de légumes.

6. Saler, poivrer et cuire à feu doux.

7. Badigeonner les blancs de poulet d'huile d'olive, puis d'herbes séchées. Saler et poivrer.

8. Cuire les blancs de poulet à découvert et à feu doux dans une poêle graissée.

9. En fin de cuisson, retirer les blancs de poulet, puis dorer dans la même poêle les oignons, de manière à ce qu'ils absorbent le jus de cuisson.

10. Servir les filets nappés de la sauce au poivre et disposer harmonieusement les oignons caramélisés autour.

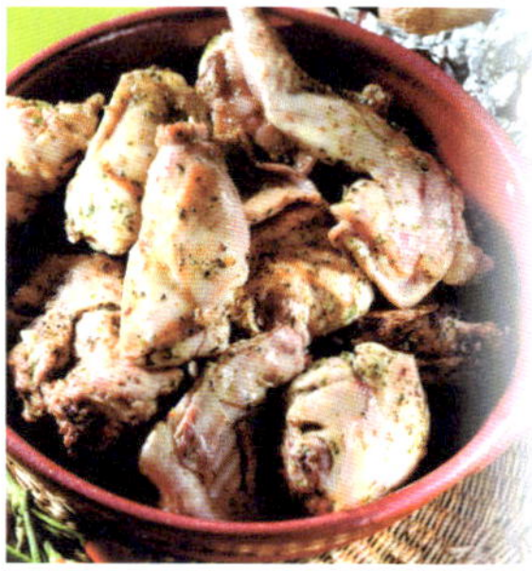

Lapin mariné

M Gourmand

4 personnes

- **Temps de préparation :** 20 minutes
- **Temps de cuisson :** 30 minutes
- **Temps de repos (marinade) :** 1 nuit

- **Ingrédients :**
  - 1 lapin
  - 5 gousses d'ail
  - 1 piment rouge
  - 1 bouquet de persil
  - 1 pincée de poivre de Cayenne en poudre
  - 1 pincée de cumin en poudre
  - 1 pincée d'origan en poudre
  - 1 pincée de thym en poudre
  - Huile d'olive extra vierge, vinaigre
  - Huile pour frire
  - Sel

Préparation

1. Préparation de la marinade : écraser dans un mortier 2 gousses d'ail, le persil, le thym, le poivre de Cayenne, le cumin, l'origan et une bonne pincée de sel. Ajouter ensuite l'huile d'olive et le vinaigre.

2. Couper le lapin en morceaux. Tremper le dans la marinade et laisser reposer 1 nuit. Le lendemain, frire dans quelques cuillères d'huile d'olive les morceaux de lapin.

3. Assaisonnement : écraser dans un mortier le piment, les 3 gousses d'ail restantes, le cumin, et un peu de sel. Ajouter ensuite un filet d'huile d'olive et une goutte de vinaigre.

4. Servir le lapin chaud accompagné de son assaisonnement.

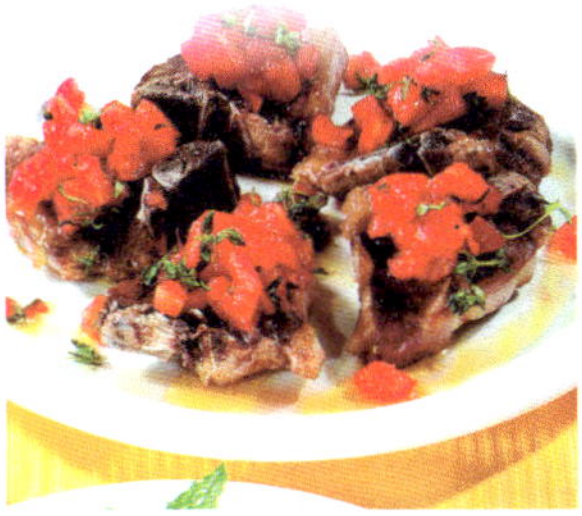

Côtelettes d'agneau aux tomates

M Gourmand

4 personnes

- **Temps de préparation :** 10 minutes
- **Temps de cuisson :** 10 minutes

- **Ingrédients :**
  - 4 côtelettes d'agneau
  - 4 tomates fermes
  - 4 cuillères à soupe d'huile d'olive
  - 1 gousse d'ail
  - 1 branche de thym
  - Sel, poivre

Préparation

1. Blanchir les tomates dans de l'eau bouillante pendant 30 secondes environ. Après les avoir épluchées, retirer les graines et couper les en cubes. Mettre les tomates dans un saladier avec 2 cuillères à soupe d'huile d'olive, les feuilles de laurier et l'ail émincé. Saler, poivrer et bien mélanger.

2. Dans une poêle, chauffer un peu d'huile d'olive. Saler et poivrer les côtelettes d'agneau, puis les faire revenir 2-3 minutes de chaque côté (elles doivent rester saignantes).

3. Mettre les côtelettes sur un plat. Faire revenir dans la poêle les tomates coupées en cubes pendant quelques minutes.

4. Disposer autour de la viande quelques cubes de tomate. Accompagner les côtelettes d'un plat de courgettes à la menthe.

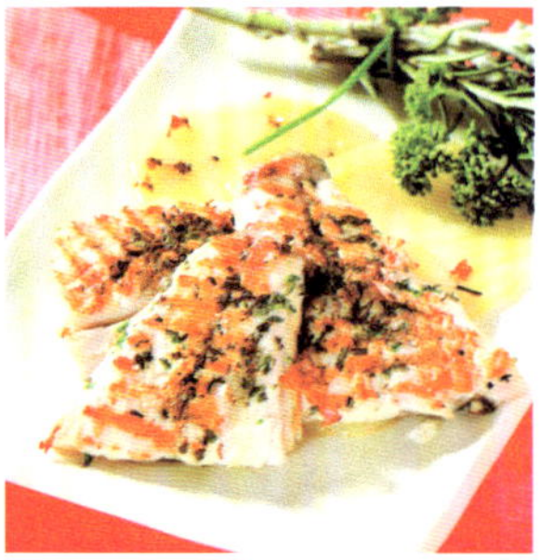

Filets de truite aux herbes

M Léger

4 personnes

- **Temps de préparation :** 10 minutes
- **Temps de cuisson :** 8 minutes

- **Ingrédients :**
  - 600 g de filets de truite
  - 2 feuilles de sauge
  - 1 bouquet de thym
  - 1 bouquet de persil
  - 1 branche de romarin
  - 2 cuillères à soupe d'huile d'olive extra vierge
  - 1 cuillère à soupe de jus de citron
  - 1 gousse d'ail
  - Sel, poivre

Préparation

1. Laver les filets de truite et les herbes. Bien égoutter les herbes puis les émincer.

2. Badigeonner les filets de truite d'huile d'olive. Saler, poivrer et saupoudrer les filets de truite d'herbes aromatiques (les presser pour que les herbes collent bien aux filets).

3. Préchauffer le four sur position grill et enfourner les filets de truite pendant 3-4 minutes. Retourner les et cuire pendant 3-4 autres minutes.

4. Pendant ce temps, mélanger dans un bol le jus de citron, un peu de sel et du poivre. Ajouter le reste de l'huile et fouetter légèrement tous les ingrédients jusqu'à obtenir une sauce homogène. Ajouter le reste des herbes et l'ail ecrasé.

5. Disposer les filets de truite sur une assiette et les servir chauds accompagnés de quelques cuillérées de sauce.

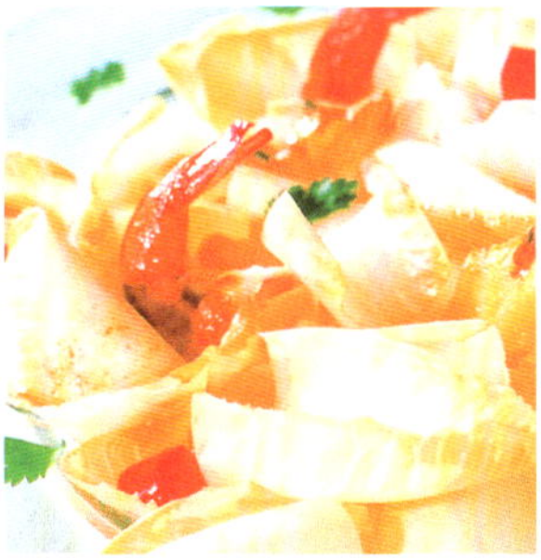

Salade d'endives au curry et crevettes roses

M Gourmand

4 personnes

- **Temps de préparation :** 15 minutes
- **Temps de cuisson :** 1 minute
- **Ingrédients :**

Pour la salade

- 8 endives
- 12 crevettes roses
- 4 tranches d'ananas frais
- 1 piment rouge
- 200 g de germes de soja

Pour la sauce au curry

- 250 ml de crème de soja
- 100 ml de vinaigre blanc
- 1 cuillère à café de curry
- 1 cuillère à soupe de coriandre
- 1 bouquet de persil
- ½ cuillère à café de sel fin

Préparation

1. Plonger les crevettes dans une casserole d'eau bouillante non salée. Cuire pendant 1 minute, égoutter, et mettre de côté.

2. Couper les endives en morceaux (en théorie, les endives n'ont pas besoin d'être nettoyées ou lavées, mais si vous le souhaitez, vous pouvez les rincer rapidement sous l'eau courante, puis les égoutter.)

3. Mettre les endives dans un large saladier. Découper soigneusement l'ananas, d'abord en larges tranches, puis en petits morceaux. Ajouter les morceaux d'ananas au saladier.

4. Laver le poivron, retirer la partie blanche à l'intérieur et découper en petites lamelles. Ajouter les lamelles de poivron au saladier et compléter avec les germes de soja et les crevettes décortiquées (qui peuvent être remplacées par 200 g de blanc de poulet ou 200 g de jambon cru en cubes).

5. Dans une poêle, verser la crème de soja, le vinaigre et le curry. Bien mélanger, puis ajouter ½ tasse d'eau bouillante. Continuer de remuer jusqu'à obtenir une sauce veloutée (le mélange des ingrédients se fera plus facilement avec un mixeur électrique). Saler.

6. Laver le persil. Emincer finement avec la coriandre sur une planche à découper. Assaisonner la salade avec la sauce et les herbes. Mélanger et servir.

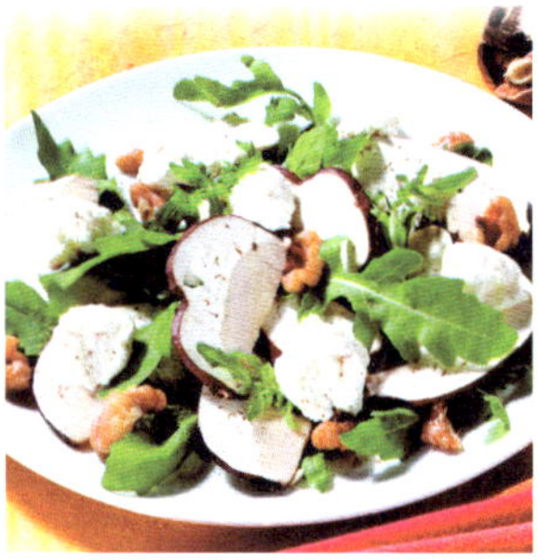

Salade de champignons aux noix

M Léger

4 personnes

- **Temps de préparation :** 10 minutes
- **Temps de cuisson :** -
- **Ingrédients :**
  - 4 champignons Porcini (cèpes)
  - 2 cuillères à soupe de vinaigre balsamique
  - 100 g de fromage de chèvre
  - 80 g de cerneaux de noix
  - 100 g de salade verte
  - 2 cuillères à soupe d'huile d'olive extra vierge
  - Sel, poivre

Préparation

1. Préparation de la salade : nettoyer soigneusement les champignons et couper les en fines lamelles.

2. Dans un saladier, mélanger le vinaigre balsamique et l'huile d'olive.

3. Ajouter les cerneaux de noix, la salade verte et mélanger délicatement. Assaisonner, et servir dans des assiettes accompagnées de morceaux de fromages de brebis.

4. Pour servir : poivrer légèrement et verser la sauce restante.

Note : si vous ne trouvez pas de champignons Porcini, vous pouvez utiliser des champignons de Paris, de préférence bio.

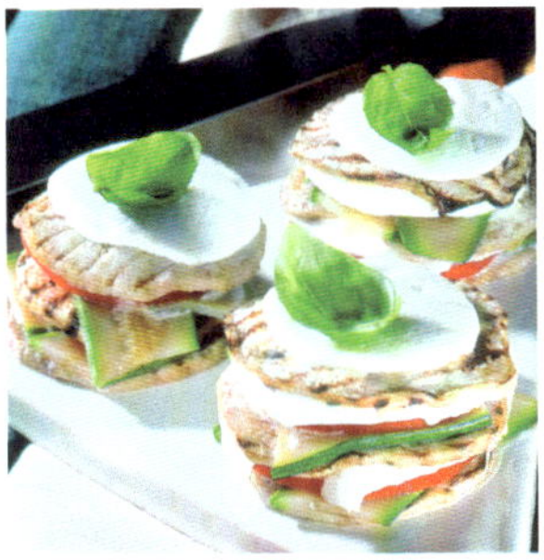

Aubergines grillées et courgettes

M Gourmand

4 personnes

- **Temps de préparation :** 15 minutes
- **Temps de cuisson :** 10 minutes

- **Ingrédients :**
  - 300 g d'aubergines coupées en tranches fines
  - 350 g Mozzarella de bufflonne (très fraîche)
  - 200 g de courgettes coupées en tranches fines
  - 300 g de tomates fraîches
  - 8-10 feuilles de basilic
  - 3 cuillères à soupe d'huile d'olive

  Sel, poivre

Préparation

1. Préparation des légumes : éplucher les aubergines et découper les en fines tranches (pas plus de 0,5 cm d'épaisseur). Préchauffer le four sur position grill, griller les tranches d'aubergines des 2 cotées, puis mettre de côté.

2. Couper dans le sens de la longueur et en très fines tranches les courgettes. Plonger les 1 minute dans une casserole d'eau bouillante salée. Egoutter et laisser refroidir. Laver les tomates sous l'eau courante et après les avoir épongées couper les en fines rondelles. Couper la Mozzarella en petites tranches.

3. Déposer les tranches d'aubergines grillées dans un plat graissé allant au four. Placer au-dessus quelques tranches de courgettes.

4. Couvrir la préparation de rondelles de tomates. Saler, poivrer, et ajouter quelques feuilles de basilic, les tranches de Mozzarella, puis le reste de basilic. Couvrir de nouveau avec 1 tranche d'aubergine et terminer avec 1 tranche de Mozzarella.

5. Enfourner 5 minutes dans un four préchauffé à 180 °C. Retirer du four quand la Mozzarella est fondue. Décorer de quelques feuilles de basilic et servir.

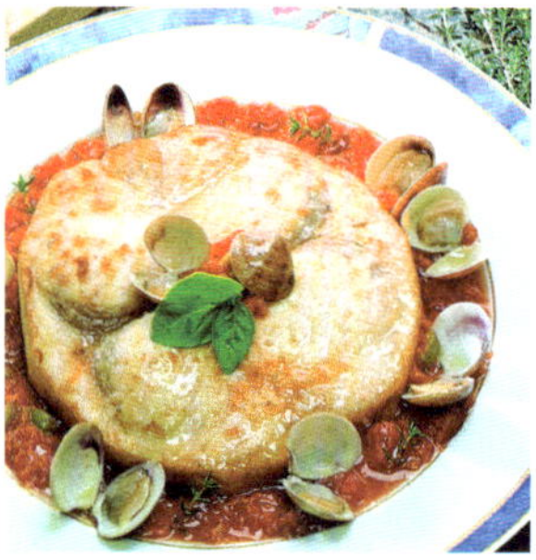

Espadon à la sauce de thon

M Gourmand

4 personnes

- **Temps de préparation :** 30 minutes
- **Temps de cuisson :** 25 minutes

- **Ingrédients :**
  - 2 tranches d'espadon, de 400 g chacune
  - 4 cuillères à soupe d'huile d'olive
  - 2 gousses d'ail
  - 1 verre de vin blanc
  - 1 petite branche de thym
  - Basilic
  - Sel, poivre
  - Pour la sauce
  - 1 boite de pulpe de tomates
  - 80 g de thon en boite
  - 1 piment (doux ou fort)
  - 2 cuillères à soupe d'huile d'olive
  - 500 g de palourdes
  - 2 gousses d'ail
  - Sel

Préparation

1. Dans une poêle, faire revenir dans l'huile d'olive 1 gousse d'ail et le poivron. Quand ils sont dorés, ajouter les tranches d'espadon. Saler, couvrir et cuire pendant 5 minutes environ, puis ajouter la pulpe de tomate et le thon.

2. Laisser mijoter de nouveau pendant 4 minutes. Pendant ce temps, faire revenir dans une poêle antiadhésive l'ail restant, le basilic et le thym dans 2 cuillères à soupe d'huile d'olive.

3. Dorer les tranches d'espadon 5 minutes de chaque côté. Ajouter le verre de vin blanc, une poignée de sel, du poivre, les palourdes et la sauce au thon.

4. Enfourner 10 minutes dans un four préchauffé à 160 °C.

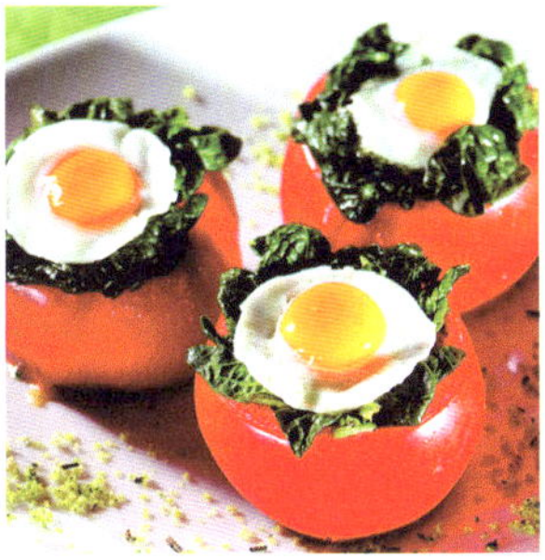

Tomates farcies aux œufs de caille

M Gourmand

6 personnes

- **Temps de préparation :** 20 minutes
- **Temps de cuisson :** 18 minutes

- **Ingrédients :**
  - 6 tomates de taille moyenne en branche
  - 6 œufs de caille
  - ½ litre de crème de soja
  - 1 échalote
  - 2 cuillères à soupe d'huile d'olive
  - ½ kg d'épinards
  - 30 g de Parmesan
  - Sel

Préparation

1. Préparation des tomates farcies : laver soigneusement les tomates. Enlever le chapiteau et aplatir un peu la base de manière à ce qu'elles restent droites. Les vider à l'aide d'une cuillère et saler légèrement l'intérieur. Les retourner afin d'égoutter le jus restant.

2. Chauffer dans une poêle l'huile, puis ajouter les échalotes émincées et les épinards. Saler et laisser mijoter à couvert pendant 2-3 minutes.

3. Verser la crème de soja et laisser évaporer pendant quelques minutes.

4. Retirer du feu, ajouter le Parmesan et laisser refroidir. Remplir les tomates de la préparation et faire un petit trou au-dessus.

5. Cuire 10 minutes dans un four préchauffé à 180 °C. Retirer les tomates du four et remplir le petit trou d'un œuf de caille. Enfourner de nouveau pendant 5 minutes.

6. Pour servir : disposer les tomates sur des assiettes et servir très chaud, en hors d'œuvre ou en entrée.

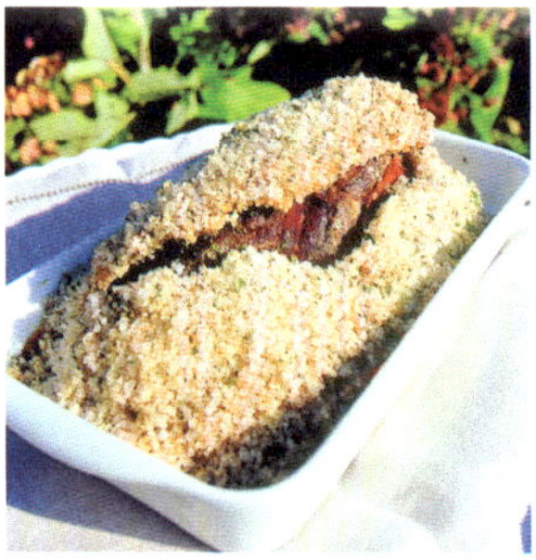

Rôti de bœuf en croûte de sel

M Gourmand

4 personnes

- **Temps de préparation :** 10 minutes
- **Temps de cuisson :** 35 minutes

- **Ingrédients :**
  - 1 rôti de bœuf de 800 g
  - 1 kg de gros sel
  - 2 blancs d'œuf
  - 1 bouquet d'herbes (romarin thym, marjo-laine)
  - 3 cuillères à soupe d'huile d'olive
  - Pour la sauce
  - 3 cuillères à soupe de vinaigre balsamique
  1 gousse d'ail
  - Sel, poivre
  - 1 petite branche de romarin
  - 4 cuillères à soupe d'huile d'olive extra vierge

Préparation

1. Badigeonner la viande d'huile d'olive et la faire dorer dans une poêle à feu fort.

2. Retirer du feu une fois dorée de chaque côté. Dans un large plat creux, déposer le gros sel et les herbes émincées.

3. Battre séparément les blancs d'œuf et les mettre dans le plat avec le sel et les herbes.

4. Mettre une couche de sel dans un plat allant au four. Déposer la viande au-dessus, puis recouvrir entièrement la viande avec le reste du sel.

5. Enfourner pendant 30 minutes environ dans un four préchauffé à 220 °C.

6. Avec un fouet, remuer le vinaigre balsamique chaud avec le sel et le poivre. Ajouter un filet d'huile d'olive, puis l'ail pilé et le romarin.

7. Casser la croûte salée dure et brunie qui entoure le rôti de bœuf, couper la viande en tranches et servez-la avec la sauce balsamique.

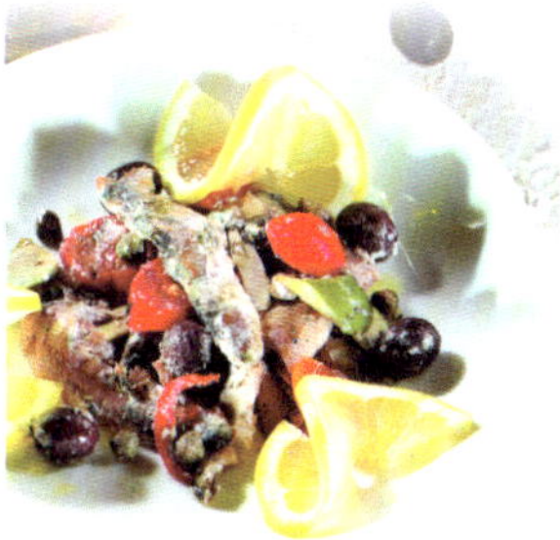

Sardines aromatiques

M Léger

4 personnes

- **Temps de préparation :** 15 minutes
- **Temps de cuisson :** 20 minutes
- **Ingrédients :**
  - 800 g de sardines
  - 200 g de tomates cerise
  - 1 bouquet de persil
  - 1 gousse d'ail
  - Origan
  - 1 cuillère à soupe de câpres
  - 1 poignée d'olives noires
  - 20 g d'huile d'olive extra vierge
  - Sel, poivre

Préparation

1. Vider les sardines : retirer les têtes, les entrailles, l'arête centrale et la queue. Laver et éponger.

2. Dans un plat graissé allant au four, déposer une couche de sardines, étaler quelques tomates au-dessus, et parsemer le tout de persil, d'origan hachés et de câpres. Saler, poivrer et arroser d'huile d'olive.

3. Ajouter une couche supplémentaire. Assaisonner de la même façon, puis décorer avec quelques olives noires (pour une préparation plus moelleuse, ajouter une petite louche d'eau)

4. Enfourner à 180 °C pendant 20 minutes environ. Servir tiède, garni de feuilles de basilic.

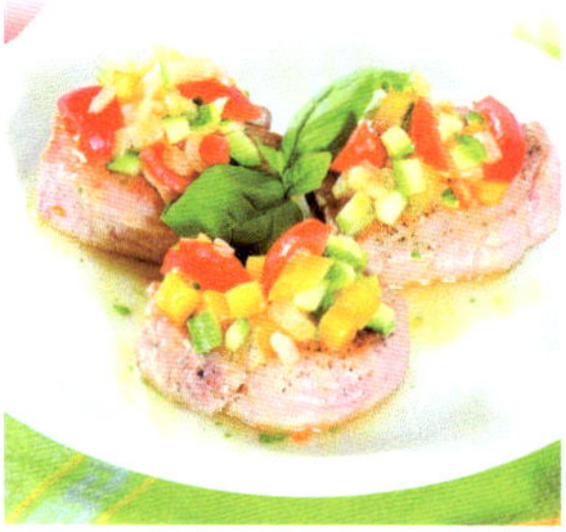

Escalopes de porc aux légumes

M Gourmand

4 personnes

- **Temps de préparation :** 10 minutes
- **Temps de cuisson :** 25 minutes

- **Ingrédients :**
  - 12 petites escalopes de porc
  - ½ oignon
  - 2 courgettes
  - 1 poivron jaune
  - 200 g de tomates cerise
  - 1 feuille de laurier
  - 4 cuillères à soupe d'huile d'olive extra vierge
  - 2 cuillères à soupe de vinaigre blanc
  - Quelques feuilles de basilic
  - 2 gousses d'ail
  - Sel, poivre

Préparation

1. Dans une poêle faire dorer dans 2 cuillères à soupe d'huile d'olive les oignons coupés en cubes.

2. Ajouter du poivre, et les courgettes coupées en lamelles. Saler et ajouter la feuille de laurier et les tomates cerise. Cuire à couvert pendant 20 minutes environ.

3. Saler et poivrer les escalopes. Les faire revenir 2 minutes de chaque côté avec l'ail écrasé et le reste de l'huile d'olive.

4. Arroser de vinaigre et laisser réduire. Servir les escalopes dans les assiettes et déposer les légumes au-dessus.

5. Saupoudrer de basilic émincé.

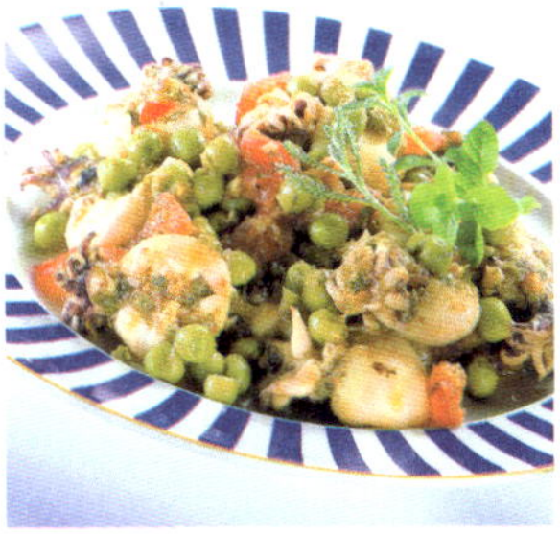

Seiches aux pois

M Léger

2 personnes

- **Temps de préparation :** 5 minutes
- **Temps de cuisson :** 20 minutes

- **Ingrédients :**
  - 400 g de seiches surgelées
  - 200 g de tomates
  - 80 g de pois surgelés
  - 50 g de câpres
  - 1 gousse d'ail
  - 1 bouquet de persil
  - Sel, poivre
  - ½ verre de vin blanc
  - 2 cuillères à soupe d'huile d'olive

Préparation

1. Emincer l'ail, les câpres et le persil. Dans une poêle, les dorer quelques minutes avec l'huile d'olive.

2. Ajouter les seiches (préalablement décongelées à température ambiante).

3. Dorer les seiches dans la même poêle avec l'ail, les câpres, le persil, et le ½ verre de vin blanc. Saler, poivrer et laisser un peu mijoter. Ajouter ensuite les pois et cuire pendant 15 minutes.

4. En fin de cuisson, ajouter les tomates coupées en cubes. Saler, poivrer, et servir immédiatement.

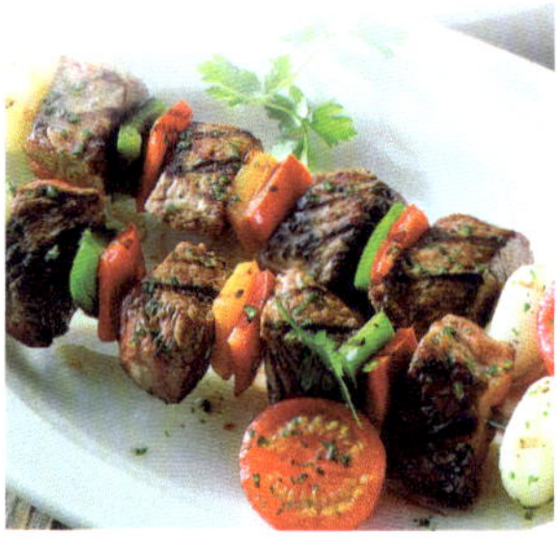

Brochettes de viande

M Gourmand

4 personnes

- **Temps de préparation :** 25 minutes
- **Temps de cuisson :** 15 minutes
- **Temps de repos :** 2 heures

- **Ingrédients :**
  - 300 g de viande de bœuf
  - 200 g de petits oignons
  - 150 g de poivrons, jaune, rouge, et vert
  - 2 feuilles de laurier
  - 100 g de tomates cerise
  - 4 cuillères à soupe d'huile d'olive extra vierge
  - 1 cuillère à soupe de persil haché
  - Sel, poivre

Préparation

1. Préparation de la viande : découper la viande en gros morceaux. Saler, poivrer et laisser mariner au réfrigérateur avec les herbes et 2 cuillères à soupe d'huile d'olive.

2. Préparation des brochettes : laver les poivrons, puis les couper en cubes de 3 cm environ. Eplucher les oignons. Sur les brochettes, enfiler en alternant la viande, les poivrons et les oignons.

3. Pour servir : préchauffer le four sur position grill (vous pouvez aussi utiliser un barbecue). Dans un bol, mélanger le reste de l'huile d'olive avec le persil. Saler légèrement et poivrer.

4. Couper les tomates en deux et les faire griller pendant 2 minutes, en les retournant souvent. Quand elles sont cuites, badigeonner les brochettes d'huile et de sauce au persil.

5. Servir les brochettes très chaudes accompagnées de tomates grillées.

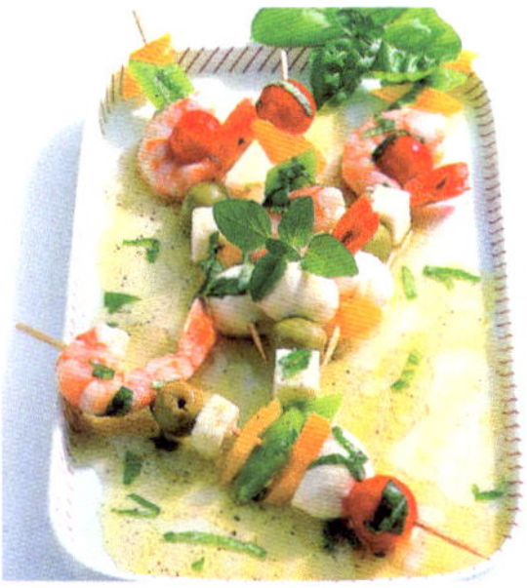

Brochettes méditerranéennes

M Gourmand

6 personnes

- **Temps de préparation :** 5 minutes
- **Temps de cuisson :** 20 minutes

- **Ingrédients :**

• 150 g de Mozzarella (en boules ou coupées en cubes)

• 100 g de tomates cerise

• 150 g de crevettes décortiquées

• 100 g de poivron rouge

• 100 g de poivron vert

• 2 cuillères à soupe d'olives vertes dénoyautées

• 150 g de Feta

Assaisonnement

• 5 cuillères à soupe d'huile d'olive vierge

• 1 citron

• 4 petites branches d'origan frais

• 5 feuilles de basilic

• Sel, poivre

En complément

• 12 brochettes en bois

Préparation

1. Mélanger l'huile d'olive, l'origan et le basilic émincé. Saler et poivrer légèrement.

2. Cuire les crevettes pendant 1 minute dans de l'eau bouillante salée. Egoutter et mettre de côté. Laver les tomates et les poivrons. Les peler et les découper en rondelles.

3. Couper le fromage en cubes et mettre les cubes dans un bol.

4. Sur des brochettes en bois, enfiler en alternance les légumes, les crevettes, les cubes fromage et les olives.

5. Disposer toutes les brochettes dans un plat creux. Assaisonner de la sauce à l'huile d'olive. Couvrir le plat, et laisser mariner 10 minutes avant de servir.

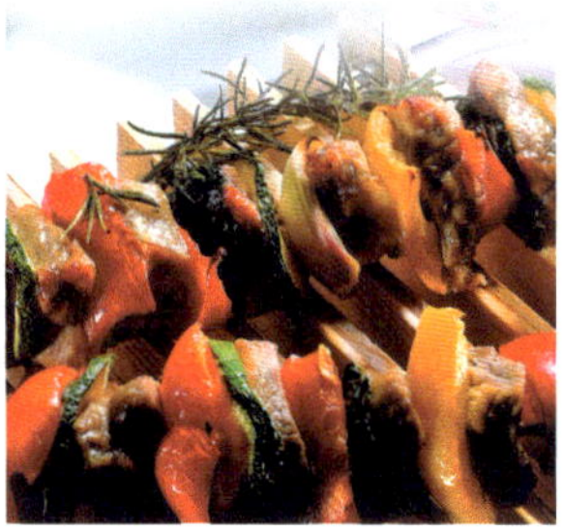

Brochettes de veau et de légumes

M Gourmand

4 personnes

- **Temps de préparation :** 25 minutes
- **Temps de cuisson :** 7 minutes

- **Ingrédients :**
  - 450 g d'escalopes de veau
  - 1 tomate
  - 100 g d'oignon rouge
  - 100 g de poivron rouge
  - 100 g de poivron vert
  - 200 g de courgettes
  - 6-7 feuilles de basilic
  - 2 cuillères à soupe d'huile d'olive
  - 3 petites branches de romarin
  - 1 verre de vin blanc sec
  - Sel, poivre

Préparation

1. Découper la viande en cubes de 2-3 cm. Laver les poivrons et découper les en morceaux.

2. Laver les courgettes et couper les en rondelles de 1 cm d'épaisseur environ. Laver les tomates et les oignons et les couper en gros morceaux.

3. Sur des brochettes en bois, enfiler en alternance la viande, les poivrons, les courgettes, les oignons, les tomates, et les feuilles de basilic.

4. Chauffer de l'huile dans une poêle et ajouter les brochettes. Saler, poivrer et parsemer de romarin émincé. Quand les brochettes sont dorées, mouiller avec le vin blanc et laisser évaporer pendant 5 minutes.

5. Servir les brochettes très chaudes, accompagnées de la sauce cocktail.

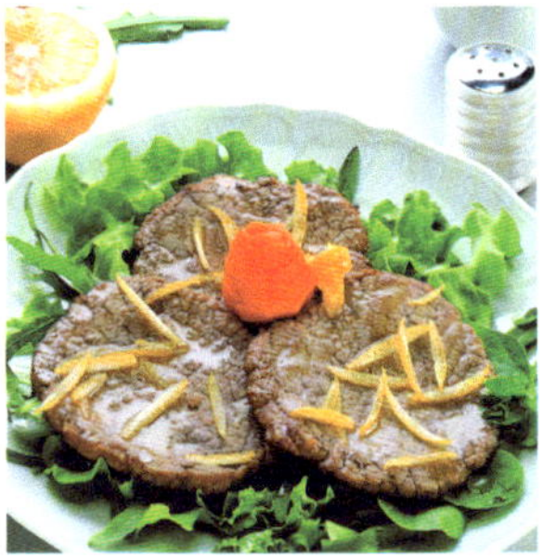

Filets de bœuf en lanières

M Gourmand

4 personnes

- **Temps de préparation :** 15 minutes
- **Temps de cuisson :** 4 minutes

- **Ingrédients :**
  - 400g de filet de bœuf en lanières
  - 2 cuillères à soupe (30g) d'huile d'olive
  - 1 cuillère à café (10g) de jus de citron
  - 2 gousses d'ail
  - 100 g de Mesclun

Préparation

1. Laver, égoutter et, éponger la salade. La mettre dans un plat et assaisonner d'huile d'olive et de jus de citron. Saler.

2. Écraser (ou hacher) les gousses d'ail et ajouter les au mélange huile d'olive-citron. Bien mélanger jusqu'à obtenir une texture crémeuse.

3. Cuire les lanières de bœuf dans une poêle antiadhésive et très chaude. Faire revenir de chaque côté pendant quelques minutes (pas plus de 4-5 minutes au total).

4. Disposer harmonieusement les lanières de bœuf au-dessus de la salade.

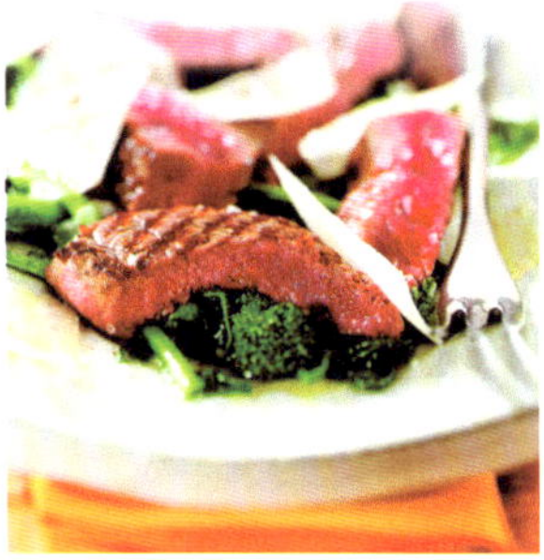

Filet de bœuf aux navets et fromage

M Gourmand

4 personnes

- **Temps de préparation :** 10 minutes
- **Temps de cuisson :** 20 minutes

- **Ingrédients :**
  - 450 g de filet de bœuf
  - 300 g de fanes de navets
  - 2 gousses d'ail
  - 1 dl d'huile d'olive extra vierge
  - 50 g de fromage Roman Pecorino (ou similaire)
  - Sel, poivre noir du moulin

Préparation

1. Préparation du filet de bœuf : laver les navets et les faire mijoter avec l'huile d'olive et les 2 gousses d'ail (non pelées).

2. Cuire à couvert, éventuellement en rajoutant un peu d'eau, pendant 12 minutes. Saler.

3. Préchauffer le four sur position grill et faire revenir les filets de bœuf pendant quelques minutes (retourner 1 seule fois).

4. Pour servir : mettre les navets dans des assiettes individuelles ou sur un plat. Au-dessus des navets, poser la viande découpée en épaisses lamelles et arroser d'huile d'olive. Poivrer généreusement et saler.

5. Terminer en éparpillant au-dessus les lamelles de fromage et servir.

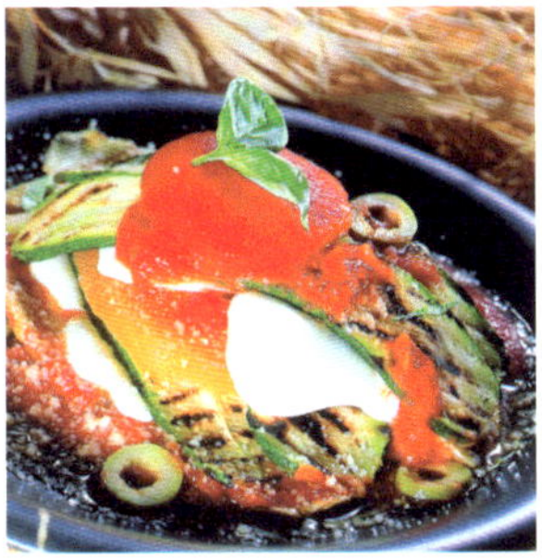

6 personnes

- **Temps de préparation :** 30 minutes
- **Temps de cuisson :** 35 minutes
- **Ingrédients :**

Légumes

- 1 poivron rouge
- 1 poivron jaune
- 300 g de courgettes
- 2 aubergines (environ 250g)
- 300g de Mozzarella pour la pizza
- 50 g Parmesan râpé

Pour la sauce

- 250 g de pulpe de tomates
- 1 gousse d'ail
- 3 cuillères à soupe d'huile d'olive vierge
- 3-4 feuilles de basilic
- 50 g d'olives verte dénoyautées
- Sel, poivre

En complément

- 3 cuillères à soupe d'huile d'olive
- 30 g de Parmesan râpé
- 5-6 feuilles de basilic

Légumes gratinés au fromage

M Gourmand

Préparation

1. Pour la sauce : dans une poêle, dorer dans l'huile d'olive la gousse d'ail et les olives vertes coupées en rondelles. Retirer l'ail dès qu'il est doré et remplacer le par la pulpe de tomate. Ajouter 1 pincée de sel, du poivre, et laisser mijoter pendant 10 minutes. A la fin de la cuisson, ajouter le basilic haché et mélanger.

2. Pour les légumes : éplucher les aubergines et découper en lamelles de 0,5 cm d'épaisseur. Griller les poivrons 2 à 3 minutes directement sur la flamme de votre gazinière. Dès que leur peau est grillée, retirer du feu et les plonger dans un grand saladier rempli d'eau. Retirer la fine pellicule transparente autour, couper les en 2, retirer les graines et couper en morceaux irréguliers.

3. Couper les courgettes en lamelles de 0,5 cm d'épaisseur environ et placer les sur un plat. Préchauffer le four sur position grill et faire revenir les aubergines 3 minutes de chaque côté.

4. Poser une couche d'aubergine dans un plat légèrement graissé d'huile d'olive. Couvrir avec quelques cuillérées de sauce et une pincée de Parmesan. Former une deuxième couche avec les poivrons et recouvrir de fines tranches de Mozzarella. Terminer avec une couche de courgettes grillées, arroser de sauce, et parsemer de Parmesan. Répéter l'opération avec le reste des ingrédients et terminer avec une pincée de Parmesan.

5. Pour servir : décorer de basilic émincé. Badigeonner les légumes d'huile d'olive et gratiner pendant 15 minutes au four (180 °C) position grill.

Haricots blancs à la tomate

M Léger

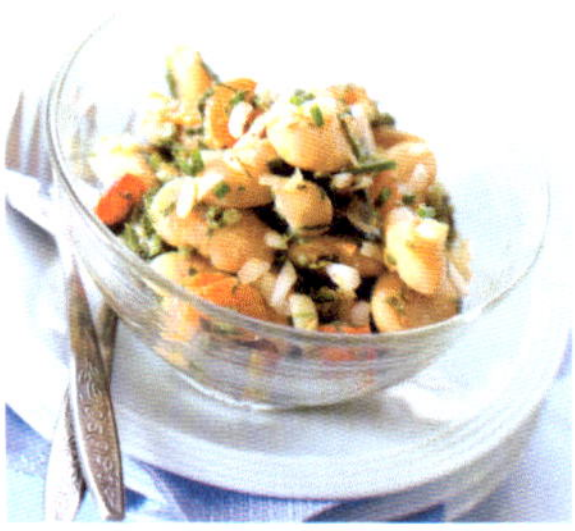

2 personnes

- **Temps de préparation :** 5 minutes
- **Temps de cuisson :** 15 à 20 minutes

- **Ingrédients :**
  - 1 boite de 540 ml de haricots blancs

  ou

  - 2 tasses de haricots blancs cuits*
  - 2 cuillères d'huile d'olive extra vierge
  - 3 tomates italiennes
  - 3 gousses d'ail écrasées ou hachées
  - ½ cuillère de thé de sel de Guérande
  - 7 grandes feuilles de sauge fraîche
  - 1 à 2 cuillères à soupe d'huile d'olive
  - une pincée de piment de Cayenne moulu
  - poivre noir en grains

**pour ceux qui veulent cuire eux-mêmes leurs légumineuses, il faut une tasse (250 ml) de haricots sec avant le trempage et la cuisson pour obtenir 2 tasses cuites*

Préparation

1. Rincer bien les haricots cuits et les égoutter. Pendant ce temps, nettoyer et couper en lanières les feuilles de sauge.

2. Nettoyer les tomates et couper-les en quatre. A l'aide d'un mélangeur, liquéfier les tomates pour en faire une sauce tomate de 400 à 425 ml.

3. Faites chauffer dans une poêle à feu doux huile d'olive et faire suer l'ail quelques secondes. Ajouter ensuite la sauce tomate, le sel, la poudre de Cayenne et la sauge en laissant mijoter le tout de 2 à 3 minutes pour infuser les arômes.

4. Ajouter les haricots dans la sauce et laisser mijoter 10 à 15 minutes à feu doux jusqu'à ce que la sauce ne soit pas trop liquide et enrobe bien les haricots. Remuer de temps en temps. Si vous aimez une sauce plus liquide, faire mijoter le plat à feu doux.

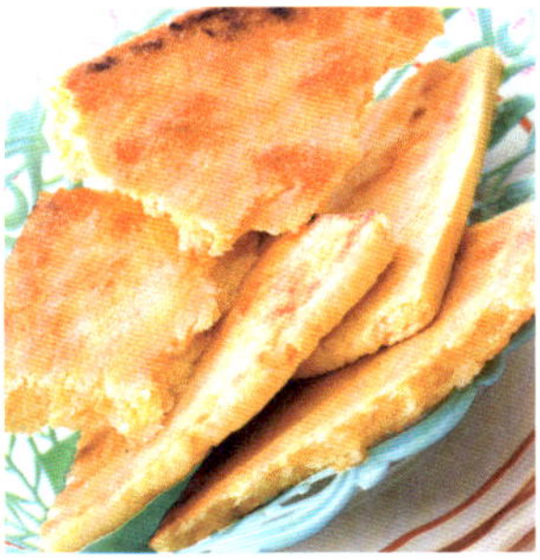

Farinata de pois chiches

M Léger

4 personnes

- **Temps de préparation :** 15 minutes
- **Temps de cuisson :** 4 minutes

- **Ingrédients :**
  - ½ litre d'eau
  - 250 g de farine de pois chiches
  - 4 cuillères à soupe d'huile d'olive extra vierge
  - fleur de sel
  - poivre noir

Préparation

1. Dans un saladier, mélanger l'eau et la farine de pois chiches pour obtenir un mélange homogène.

2. Couvrir le saladier avec un couvercle et laisser reposer 5 heures à température ambiante, en remuant de temps en temps. Une fine couche de mousse peut se former à la surface du mélange. Eliminer celle-là à l'aide d'une écumoire. Ajouter du sel et ½ verre d'huile, verser l'huile qui reste dans un plat à four antiadhérant pour en couvrir entièrement le fond. La farinata ne doit pas dépasser 0,5 cm de hauteur.

3. Préchauffer le four à 220 °C. Verser la pâte de farine de pois chiches dans le plat et enfourner une demi-heure, jusqu'à ce que la surface de la farinanta soit dorée. A ce moment là, éteindre le four et allumer le grill pour que la surface de la farinanta devienne légèrement croustillante. Une fois la cuisson terminée, sortir la farinata et saler et poivrer. Coupée en morceaux, elle peut être dégustée avec une salade, des légumes ou encore une soupe pour remplacer le pain.

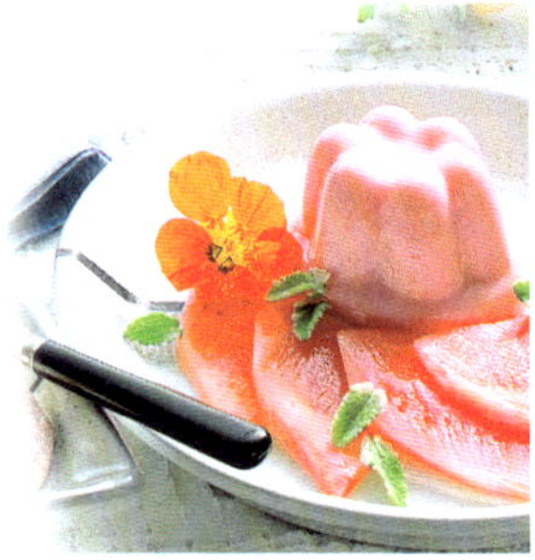

Pastèque givrée

M Glucide

6 personnes

- **Temps de préparation :** 15 minutes
- **Temps de cuisson :** -

- **Ingrédients :**
  - 400 g de pulpe de pastèque
  - 50 ml de sirop d'agave
  - 1 bâton de cannelle en poudre
  - 2 petits pots de yaourt 0%
  - 3 feuilles de colle de poisson ou 1 cuillère à soupe d'agar-agar

En complément
- ¼ de pastèque
- Quelques feuilles de menthe

Préparation

1. Ramollir la colle de poisson (ou l'agar-agar) dans une tasse d'eau froide. Couper la pulpe de pastèque en morceaux sans oublier de retirer les pépins.

2. Mettre les morceaux de pulpe dans un large saladier. Ajouter le yaourt, la poudre de cannelle et le sirop d'agave. Bien mélanger tous les ingrédients.

3. Egoutter la colle de poisson, mettre dans une tasse, et la faire fondre au micro-ondes (pendant quelques secondes) ou dans une poêle à feu moyen

4. Amalgamer la colle de poisons à la pastèque, yaourt et préparation au sirop. Bien mélanger. Verser la préparation dans de petits ramequins et mettre au réfrigérateur pendant quelques heures.

5. Découper les morceaux de pastèque en tranches fines. Ler placer dans un plat de manière à pouvoir les recouvrir, retourner la pastèque givrée et la placer au milieu puis décorer avec des petites feuilles de menthe avant de servir.

Oranges farcies

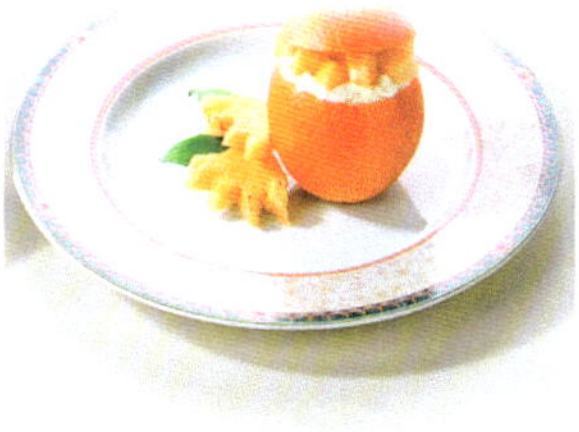

M Glucide

4 personnes

- **Temps de préparation :** 10 minutes
- **Temps de cuisson :** -

- **Ingrédients :**
  - 4 oranges
  - 120 g d'ananas
  - 8 cuillères à soupe de glace sorbet citron

Préparation

1. Couper le chapiteau des oranges avec un couteau bien aiguisé. Evider l'orange et écraser sa pulpe.

2. Bien mélanger le jus de l'orange avec les morceaux d'ananas.

3. Remplir les coques d'orange avec le sorbet et le recouvrir avec le mélange jus d'orange-ananas.

4. Refermer les oranges avec leurs chapiteaux.

5. Mettre au congélateur avant de servir.

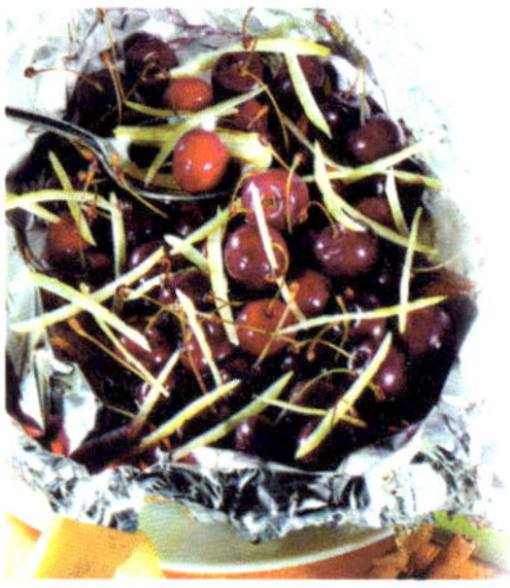

Cerises en papillote

M Léger

4 personnes

- **Temps de préparation :** 15 minutes
- **Temps de cuisson :** 10 minutes
- **Ingrédients :**
  - 400 g de cerise
  - 250 ml de vin rouge
  - 30 g de fructose
  - 4 bâtons de cannelle
  - 4 cuillères à soupe de Kirsch
  - 1 orange non traitée
  - 1 cuillère à soupe de baies roses

Pour garnir

- 160 g de glace à la cannelle

Préparation

1. Laver soigneusement les cerises (sans retirer la queue) sous l'eau courante. Egoutter et éponger les cerises sur du papier absorbant. Laver et éplucher l'orange. Découper l'écorce en fines lamelles. Mettre de côté.

2. Préchauffer le four à 180°C. Prendre 4 feuilles d'aluminium et déposer les cerises au centre de chacune

3. Saupoudrer les cerises d'un peu de fructose, de baies roses, d'un bâton de cannelle, de lamelles d'écorce d'orange, d'1 cuillère à soupe de Kirsch et de vin rouge.

4. Couvrir chacune des feuilles d'aluminium par une autre feuille, et les refermer en pliant les bords. Durant cette tâche, prendre garde à ce que les cerises ne collent pas à la feuille du dessus.

5. Placer les 4 paquets de cerises sous le grill et laisser cuire pendant 10 minutes à 180°C. A la fin de la cuisson, placer les feuilles d'aluminium sur 4 assiettes. Retirer les feuilles d'aluminium à l'aide d'un couteau ou d'une paire de ciseaux. Garnir de 2 boules de glace à la cannelle et servir immédiatement.

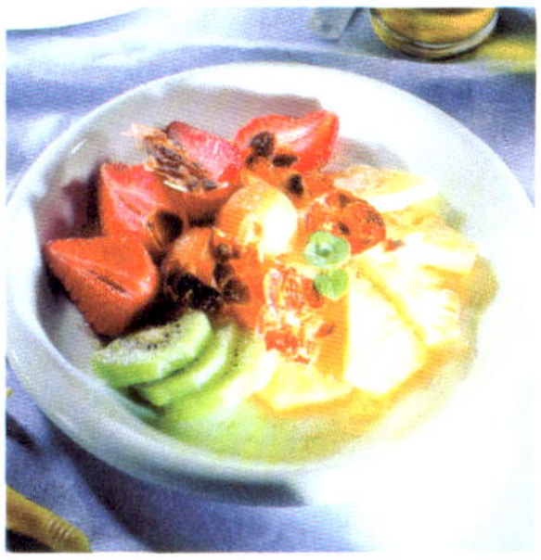

Salade de fruits aux amandes grillés

M Glucide

4 personnes

- **Temps de préparation :** 15 minutes
- **Temps de cuisson :** 5 minutes

- **Ingrédients :**
  - ½ kg de melon
  - 300 g d'ananas
  - 150 g de fraises
  - 30 g de fructose
  - Jus d'1/2 citron
  - 4 feuilles de menthe

En complément

- 30g d'amandes effilées

Préparation

1. Préchauffer le four à 190 °C sur position grill.

2. Mettre les amandes effilées dans un plat et les dorer au four pendant 5 minutes environ.

3. Préparation des fruits : à l'aide d'une cuillère parisienne préparer des billes de melon. Couper en tranches l'ananas et les fraises.

4. Mettre les fruits dans un plat et saupoudrer de fructose. Eparpiller au-dessus les amandes effilées.

5. Décorer chaque portion de feuilles de menthe et arroser de jus de citron.

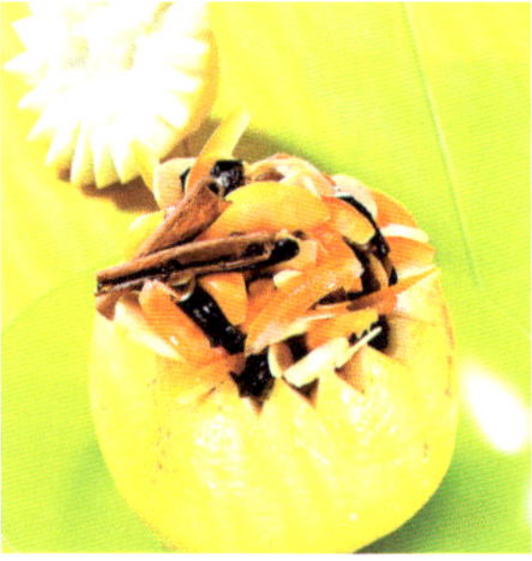

Salade de fruits frais aux épices

M Glucide

4 personnes

- **Temps de préparation :** 10 minutes
- **Temps de cuisson :** 7 minutes
- **Ingrédients :**
  - 2 pêches
  - 8 abricots
  - 100 g de prunes dénoyautées
  - 50 g d'amandes effilées
  - 30 g de gingembre
  - Une pincée de cannelle
  - 40 g de zestes d'orange
  - Jus d'1 citron
  - 50 g de fructose

Préparation

1. Préparation de la salade de fruits : laver soigneusement les abricots et couper les en morceaux.

2. Eplucher et couper en morceaux les pêches et les prunes. Dans un large saladier, mélanger les raisins secs, les abricots, les pêches et les prunes. Ajouter les amandes préalablement grillées au four pendant quelques minutes, puis le zeste d'orange.

3. Pour servir : dans un peu d'eau, cuire pendant 3-4 minutes le fructose et le gingembre. Egoutter, laisser refroidir et verser le sirop dans le saladier.

4. Ajouter le jus de citron et mélanger. Saupoudrer de cannelle et servir la salade dans les citrons évidés.

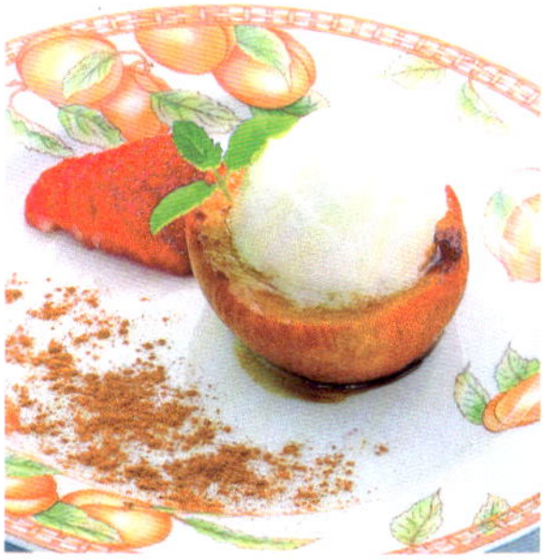

Pêche au sorbet de citron

M Léger

4 personnes

- **Temps de préparation :** 10 minutes
- **Temps de cuisson :** 15 minutes

- **Ingrédients :**
  - 2 pêches jaune
  - 2 cuillères à soupe de fructose
  - 1 cuillère à café de cannelle
  - 4 boules de sorbet citron

En complément

- 1 cuillère à café d'huile d'olive extra vierge
- Quelques feuilles de menthe
- 2 fraises

Préparation

1. Préchauffer le four à 160 °C. Laver les pêches et couper les en deux.

2. Retirer les noyaux et préparer les moitiés de pêche dans un plat légèrement huilé allant au four. Saupoudrer les pêches de fructose et de cannelle.

3. Enfourner pendant 15 minutes. Les pêches doivent ramollir mais rester fermes.

4. Retirer les pêches du four et laisser refroidir à température ambiante. Quand les pêches sont totalement froides, déposer sur chacune des moitiés une boule de sorbet citron.

5. Décorer d'une fraise découpée en éventail et d'une petite feuille de menthe.

6. Servir immédiatement.

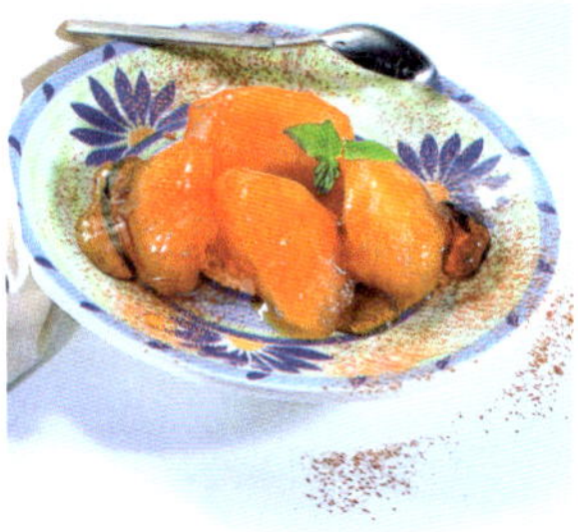

Pommes au sirop d'agave

M Léger

4 personnes

- **Temps de préparation :** 15 minutes
- **Temps de cuisson :** 20 minutes
- **Ingrédients :**
  - 380 g de pommes rouges (type Stark ou similaire)
  - 1 citron
  - 200 ml d'eau
  - 100 ml de sirop d'agave
  - 60 g de fructose
  - 1 cuillère à café de cannelle en poudre

Préparation

1. Eplucher les pommes, couper les en 4 et retirer le trognon.

2. Dans une poêle, mettre les morceaux de pommes, le jus de citron, l'eau et le fructose. Porter à ébullition, puis faire épaissir le sirop à feu moyen pendant 10 minutes. Ajouter le sirop d'agave, et bien le mélanger aux pommes.

3. Saupoudrer le tout de cannelle, et cuire pendant 3-4 minutes de plus.

4. Servir les pommes chaudes ou tièdes.

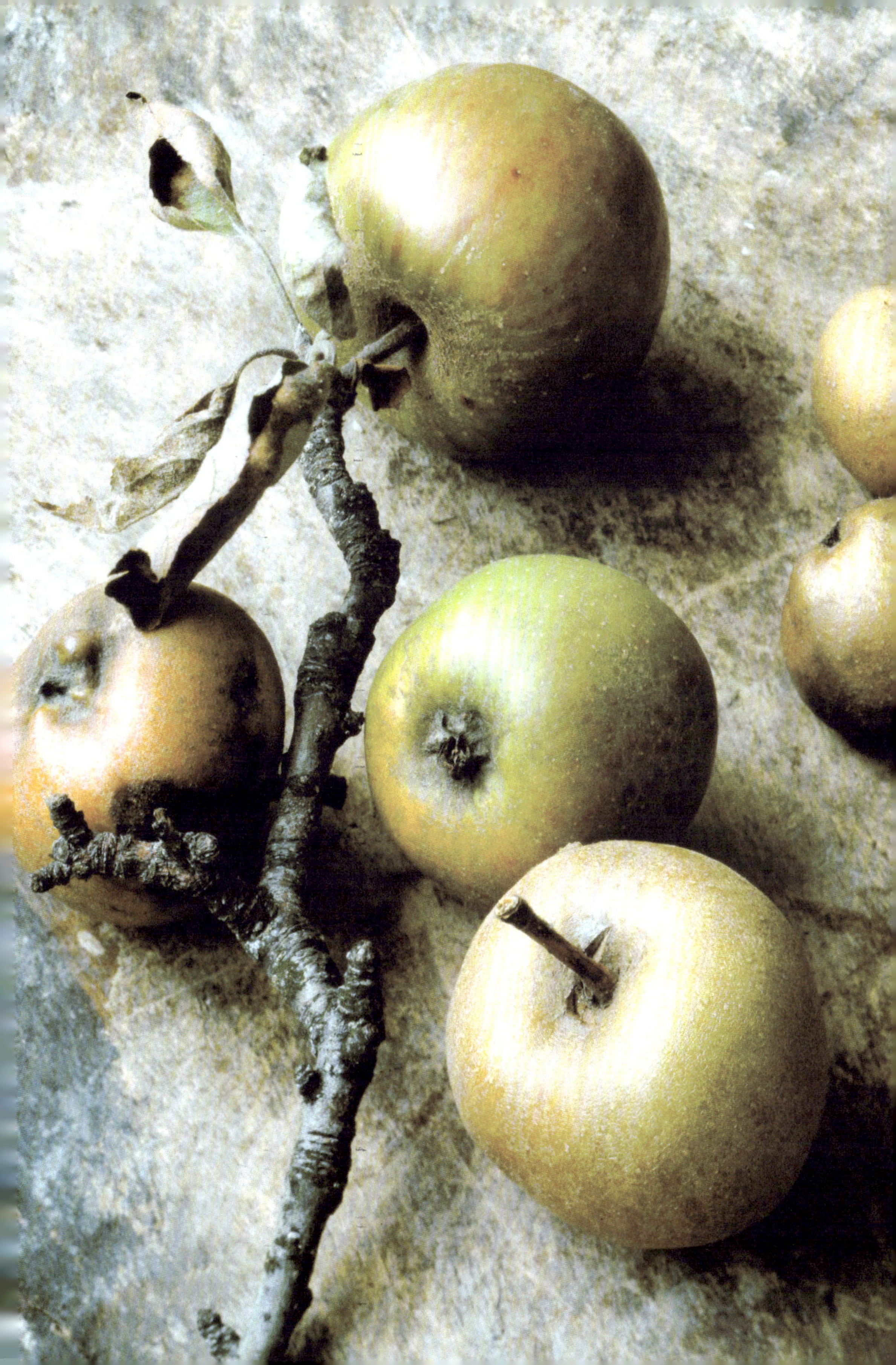

DEUX SEMAINES DE MENU

Semaine 1

	Lundi	Mardi	Mercredi
Petit déjeuner	**M Léger** 1 pomme Pain intégral Montignac Confiture sans sucre Yaourt 0% Compote sans sucre	**M Glucide** Fruits en morceaux Flocons d'avoine Lait de soja 10 amandes	**M Léger** 1 kiwi 2-3 tranches grillées de pain intégral Montignac Confiture sans sucre (Montifruit) Yaourt au soja
Déjeuner	**M Gourmand** Salade de chou rouge Lapin aux herbes aromatiques Haricots verts Fromage	**M Gourmand** Salade de maquereau et fenouil Rôti de bœuf en croûte de sel Haricots verts Chocolat noir	**M Gourmand** Salade verte + vinaigre & huile d'olive Côtelettes d'agneau aux tomates Salade de fruits frais aux épices
Dîner	**M Glucide** Soupe de légumes Filets de truite aux herbes Riz complet Salade de fruits	**M Glucide** Poireaux vinaigrette Casarecce au blé complet Cerises en papillote	**M Glucide** Riz au poulet et germes de soja Poire cuite

Jeudi	Vendredi	Samedi	Dimanche
M Glucide	M Léger	M Gourmand	M Léger
5 à 6 pruneaux Muesli Montignac Lait de soja 1 yaourt nature	1 pomme 2-3 tranches grillées de pain intégral Montignac Confiture sans sucre (Montifruit) 1 yaourt à 0%	Fruit frais 2 œufs au plat 2 tranches de jambon blanc Amandes	1 orange 2-3 tranches grillées de pain intégral Confiture sans sucre (Montifruit) 1 yaourt à 0%
M Gourmand	M Gourmand	M Gourmand	M Gourmand
Salade de carottes vinaigrette Seiche aux pois Fromage de brebis	Salade de carotte avec vinaigre et huile d'olive Escalopes de porc aux légumes Mousse de chocolat noir	Salade mixte + vinaigre et huile d'olive Brochettes de viandes Poivrons sautés Pomme au four	Roulades de poulpe au poivre Salade d'endives au curry et crevettes roses Fromage de chevre
M Léger	M Léger	M Léger	M Léger
Salade verte + vinaigrette Spaghetti Montignac au thon Pêches et sorbet citron	Salade de champignons aux noix Morceaux de pommes + sirop d'agave	Minestrone Yaourt 0%	Salade de concombre et d'échalotes + vinaigre et huile d'olive Spaghetti Montignac à l'ail et aux tomates Compote de fruits sans sucre

Semaine 2

	Lundi	Mardi	Mercredi
Petit déjeuner	M Glucide 1 banane verte Flocons d'avoine Lait de soja 10 amandes	M Léger 1 pomme 2-3 tranches toastées de pain intégral Montignac Confiture sans sucre (Montifruit) 1 yaourt soja	M Glucide Fruits en morceaux Flocons d'avoine Lait de soja 10 amandes
Déjeuner	M Gourmand Salade verte + huile d'olive et vinaigre Lapin mariné Courgettes sautées Yaourt au soja	M Gourmand Salade de lentilles + huile d'olive et vinaigre Espadon à la sauce de thon Fromage	M Gourmand Soupe de légumes verts Côtelette de porc Haricots verts au persil et à l'ail Fruits rouges
Dîner	M Léger Soupe de légumes Haricots blancs à la sauce tomate Compote de fruit sans sucre	M Léger Spaghettis terre et mer Salade de fruits aux amandes grillées	M Gourmand Soupe de chou-fleur Aubergines grillées et courgettes Compote de fruit sans sucre

Jeudi	Vendredi	Samedi	Dimanche
M Léger	M Glucide	M Léger	M Gourmand
Compote de pomme sans sucre Pain integral Montignac Confiture sans sucre (Montifruit) Yaourt 0%	1 banane verte Muesli Montignac Lait de soja	1 kiwi 2-3 tranches Pain intégral Montignac Confiture sans sucre (Montifruit) Yaourt au soja	1 pomme Saumon fumé, oignons Fromage
M Gourmand	M Gourmand	M Gourmand	M Gourmand
Salade de champignons + huile d'olive et vinaigre Spaghetti aux Gorgonzola 30g chocolat noir (70% cacao) et poire cuite	Brocoli Filet de bœuf au navet et fromage Fruit frais	Salade verte + huile d'olive et vinaigre Filet de bœuf en lanières Haricots verts Fromage Pecorino	Hors-d'œuvre printanier Brochette de veau et de légumes Pêches et sorbet citron
M Léger	M Léger	M Léger	M Glucide
Farinata de pois chiches + légumes Yaourt au soja	Avocat Sardines aromatiques 1 pomme au four	Soupe de broccoli Carpaccio de dorade Compote de fruits sans sucre	Risotto d'orge et artichauts Figues fraîches

TABLEAU DES INDEX GLYCEMIQUES

GLUCIDES À IG ÉLEVÉS	IG
Maïs, sirop de	115
Amidons modifiés	100
Blé, sirop de	100
Glucose	100
Glucose, sirop de	100
Maltodextrine	95
Pomme de terre, au four	95
Pomme de terre, fécule de (amidon)	95
Pomme de terre, frite	95
Riz, farine de	95
Riz, sirop de	95
Pain, blanc sans gluten	90
Pomme de terre, en flocons (instantanée)	90
Riz, glutineux, agglutinant	90
Arrow-root, herbe aux flèches	85
Blé, farine de (blanche)	85
Céleri, rave (cuit)*	85
Céréales, Corn Flakes (flocons de maïs)	85
Maïzena, (amidon de maïs)	85
Navet, cuit*	85
Panais*	85
Riz, au lait (sucré)	85
Riz, gâteau de	85
Riz, lait de	85
Tapioca	85
Pomme de terre, en purée	80
Doughnuts	75
Gaufre, au sucre	75

Pain, très blanc, de mie (type Harry's®)	75
Pastèque*	75
Pâtes, lasagnes (blé tendre)	75
Potiron*	75
Riz, à cuisson rapide (précuit)	75
Riz, farine de (complète)	75
Amarante, soufflée	70
Banane plantain, cuite	70
Barre chocolatée, sucrée	70
Bière*	70
Biscotte	70
Biscuit	70
Bouillie de farine de maïs	70
Brioche	70
Céréales, raffinées et sucrées	70
Gnocchi	70
Maïs, farine de	70
Mélasse	70
Millet, mil, sorgho	70
Pain, azyme (farine blanche)	70
Pain, bagels	70
Pain, baguette/pain blanc	70
Pain, de riz	70
Pâtes, nouilles (blé tendre)	70
Polenta, semoule de maïs	70
Pomme de terre, bouillie et pelée	70
Pomme de terre, cuite dans sa peau (eau/vapeur)	70
Pop corn, sans sucre	70
Raviolis, blé tendre	70
Riz, blanc standard	70
Riz, parfumé (jasmin...)	70
Riz, risotto	70
Rutabaga	70
Rutabaga, chou-navet	70
Sucre, blanc (saccharose)	70

Sucre, roux/complet/intégral	70
Tacos	70
Abricot, au sirop (boîte)	65
Betterave, cuite*	65
Blé, farine semi complète	65
Canne à sucre séchée, jus de	65
Céréales, muesli avec sucre, miel...	65
Châtaigne/marron, farine de	65
Coing, gelée de (sucrée)	65
Epeautre, farine de (raffinée)	65
Fève, cuite	65
Fruit à pain, arbre à pain	65
Melon*	65
Pain, au chocolat	65
Pain, bis (au levain)	65
Pain, complet	65
Pain, seigle (30% de seigle)	65
Pâtes, de riz intégral	65
Raisins secs	65
Sorbet, sucré	65
Avoine, porridge, bouillie de flocons	60
Blé dur, semoule de	60
Blé, farine complète	60
Céréales, Spécial K®	60
Châtaigne, marron	60
Chips	60
Colas, boissons gazeuses, sodas (type Coca-Cola®)	60
Courge, (diverse)*	60
Couscous, semoule	60
Crème glacée, classique (sucrée)	60
Croissant	60
Mars®, Sneakers®, Nuts®, etc.	60
Mayonnaise, industrielle (sucrée)	60
Miel	60
Ovomaltine	60

Pain, au lait	60
Pain, hamburger	60
Papaye, fruit frais*	60
Pâtes, lasagnes (blé dur)	60
Pâtes, nouilles/vermicelle chinois (riz)	60
Poudre chocolatée, sucrée	60
Riz soufflé, galette de riz	60
Riz, de Camargue	60
Riz, long	60
Banane, mûre	55
Biscuit sablé, (farine, beurre, sucre)	55
Chicorée, sirop de	55
Dattes	55
Erable, sirop de	55
Ketchup	55
Maïs, courant en grains	55
Manioc, amer	55
Manioc, doux	55
Moutarde, avec sucre ajouté	55
Nèfle	55
Pâtes, spaghetti blancs bien cuits	55
Pâtes, tagliatelles (bien cuites)	55
Pizza	55
Riz, rouge	55

GLUCIDES À IG MOYENS	IG
Airelle rouge/ canneberge, jus de (sans sucre)*	50
Ananas, boîte	50
Ananas, jus de (sans sucre)	50
Ananas, fruit frais	50
Biscuit, farine complète et sans sucre	50
Boulgour, bulgur (blé, cuit)	50
Céréales, All Bran™	50
Céréales, barre énergétique de (sans sucre)	50
Céréales, muesli sans sucre	50
Chayotte, christophine (purée de)	50
Confiture, standard (sucrée)	50
Couscous/semoule, complète	50
Figue, sèche	50
Fonio	50
Kaki	50
Kiwi*	50
Litchi, fruit frais	50
Mangue, fruit frais	50
Marmelade, sucrée	50
Pain, quinoa (environ 65 % de quinoa)	50
Pain, Wasa léger ™	50
Patates douces	50
Pâtes, complètes (blé entier)	50
Pâtes, Macaroni (blé dur)	50
Pêche, au sirop (boîte)	50
Riz, basmati long	50
Riz, complet brun	50
Sarrasin, blé noir, farine et pain (intégral)	50
Seigle, intégral (farine et pain)	50
Soja, yaourt au (aromatisé)	50
Surimi	50
Sushi	50
Tamarin, doux	50

Topinambour, artichaut de Jérusalem	50
Abricot, fruit frais	45
Airelle rouge, canneberge*	45
Banane plantain, crue	45
Blé, farine intégrale	45
Blé, pilpil de	45
Blé, type Ebly	45
Boulgour, bulgur complet (blé, cuit)	45
Céréales, complètes et sans sucre	45
Céréales, muesli Montignac	45
Confiture (marmelade), sans sucre (jus de raisin concentré)	45
Couscous/semoule, intégral	45
Epeautre, farine intégrale	45
Farro, farine de (intégrale)	45
Kamut, farine de (intégrale)	45
Lactose	45
Mangue, jus de (sans sucre)	45
Orange, jus de (sans sucre et pressé)	45
Pain, épeautre intégral	45
Pain, grillé farine intégrale sans sucre	45
Pain, kamut	45
Pain, pumpernickel standard	45
Pamplemousse, jus de (sans sucre)	45
Pâtes, Capellini	45
Pâtes, spaghettis al dente (cuits 5 minutes)	45
Petit pois, boîte	45
Raisin, fruit frais	45
Raisin, jus de (sans sucre)	45
Riz, basmati complet	45
Tomate, sauce, coulis de (avec sucre)	45
Cacahuète, beurre de (sans sucre ajouté)	40
Carotte, cuite	40
Carotte, jus de (sans sucre)	40
Chicorée, boisson	40
Cidre, brut	40

Coco, lait de	40
Coing, gelée de (sans sucre)	40
Fallafel, (fèves)	40
Farro	40
Fève, crue	40
Haricot, rouge (boîte)	40
Igname	40
Kamut, intégral	40
Pain, 100% intégral au levain pur	40
Pain, azyme à la farine intégrale	40
Pâtes, intégrales al dente	40
Pepino, poire-melon	40
Pomme, jus de (sans sucre)	40
Pruneau	40
Quinoa, farine de	40
Raviolis, blé dur	40
Sablé, (farine intégrale, sans sucre)	40
sarrasin	40
Sésame/tahini, purée de	40
Sorbet, sans sucre	40

GLUCIDES À IG BAS	IG
Amande blanche, purée de (sans sucre)	35
Amarante	35
Anone chérimole, anone écailleuse, pomme cannelle, corossol	35
Banane, verte	35
Bière, levure de	35
Blé dur, vermicelle de	35
Brugnon, nectarine, (blanc ou jaune; fruit frais)	35
Cassoulet	35
Céleri rave (cru, rémoulade)	35
Coco, farine de	35
Coco, noix de	35
Coing, fruit frais	35
Fallafel, (pois chiches)	35
Figue/figue de barbarie, fruit frais	35
Grenade, fruit frais	35
Haricot, adzuki	35
Haricot, noir	35
Haricot, rouge	35
Haricots, borlotti	35
Levure	35
Lin, sésame, pavot, graines de	35
Maïs, ancestral (indien)	35
Moutarde	35
Orange, fruit frais	35
Pain, essène (de céréales germées)	35
Pain, Wasa™ fibres (24%)	35
Pêche, fruit frais	35
Petit pois, frais	35
Pois chiche, farine de	35
Pois chiches	35
Pois chiches, boîte	35
Pomme, compote de	35
Pomme, fruit frais	35

Prune, fruit frais	35
Quinoa, cuit al dente	35
Riz, sauvage	35
Tomate, jus de	35
Tomate, sauce, coulis de (sans sucre)	35
Tomate, séchée	35
Tournesol, graines de	35
Yaourt, yoghourt, yogourt (nature)**	35
Pain, intégral Montignac	34
Pumpernickel, pain de seigle complet bio Montignac	32
Abricot, sec	30
Ail	30
Amande, lait de	30
Avoine, lait de (non cuit)	30
Betterave, crue	30
Fromage, blanc** non égoutté	30
Fruit de la passion, maracudja, grenadille pourpre	30
Haricot, vert	30
Haricots, blancs (cannellini)	30
Lait**, écrémé ou non	30
Lait, frais/poudre**	30
Lentilles, brunes	30
Lentilles, jaunes	30
Mandarine, clémentine	30
Marmelade, sans sucre	30
Navet, cru	30
Orge, perlé	30
Poire, fruit frais	30
Pomme, séchée	30
Salsifis	30
Soja, lait de	30
Soja, vermicelle de	30
Tomate	30
Airelle, myrtille	25
Amande, purée de (complète et sans sucre)	25

Baies de Goji	25
Cacahuète, purée de (sans sucre)	25
Cerise	25
Chocolat, noir 70% de cacao	25
Courge, graines de	25
Flageolet	25
Fraise, fruit frais	25
Framboise (fruit frais)	25
Groseille	25
Groseille, à maquereau	25
Haricot, mungo (soja)	25
Hummus, homus, humus	25
Lentilles, vertes	25
Mûre	25
Noisette	25
Noisette, purée de (entière et sans sucre)	25
Noix, de cajou	25
Orge, mondé	25
Pamplemousse, fruit frais	25
Pois cassés	25
Soja, farine de	25
Amande, farine de	20
Artichaut	20
Aubergine	20
Cacao, en poudre (sans sucre)	20
Cerise, des Antilles, acérola	20
Chocolat, noir 85% de cacao	20
Citron	20
Citron, jus de (sans sucre)	20
Cœur de palmier	20
Confiture (marmelade), sans sucre Montignac	20
Fructose, Montignac	20
Noisette, farine de	20
Ratatouille	20
Sauce tamari, sans sucre ni édulcorants	20

Soja cuisine	20
Pâtes, spaghettis Montignac à IG bas	19
Agave, sirop de	15
Amande	15
Asperge	15
Blé, germe de	15
Blette, bette	15
Brocoli	15
Cacahuète, arachides	15
Caroube, poudre de	15
Céleri, branche	15
Céréales, germées (germes de blé, de soja...)	15
Champignon	15
Choucroute	15
Chou-fleur	15
Choux	15
Choux de Bruxelles	15
Concombre	15
Cornichon	15
Courgette	15
Echalote	15
Endive, chicorée	15
Epinard	15
Fenouil	15
Gingembre	15
Graines, germées	15
Groseille, noire (cassis)	15
Haricot coco, haricot mange-tout, coco plat, cocos, pois mange tout	15
Lupin	15
Noix	15
Oignon	15
Olive	15
Oseille	15
Pesto	15

Physalis	15
Pignon de pin	15
Piment	15
Pistache	15
Poireau	15
Poivron	15
Radis	15
Rhubarbe	15
Salade, (laitue, scarole, frisée, mâche, etc.)	15
Soja, graines/noix de	15
Son, de blé, d'avoine...	15
Tempeh	15
Tofu, (soja)	15
Avocat	10
Crustacés, (homard, crabe, langouste)	5
Herbes et épices, (poivre, persil, basilic, origan, carvi, cannelle, vanille, etc.)	5
Vinaigre	5
Vinaigre, balsamique	5

---

*Bien qu'ayant un IG élevé, ces aliments ont un contenu en glucide pur très faible (5% environ). Leur consommation en quantité normale devrait donc avoir un effet négligeable sur la glycémie.

** Il n'y a pratiquement pas de différence d'IG entre les laitages entiers et les laitages à 0% de MG. Il faut savoir par ailleurs que bien que les laitages aient un IG bas, leur index insulinique est élevé.

*** Ces aliments ne contenant pas de glucide ont un IG de 0.

LES POINTS D'EQUILIBRE À SURVEILLER

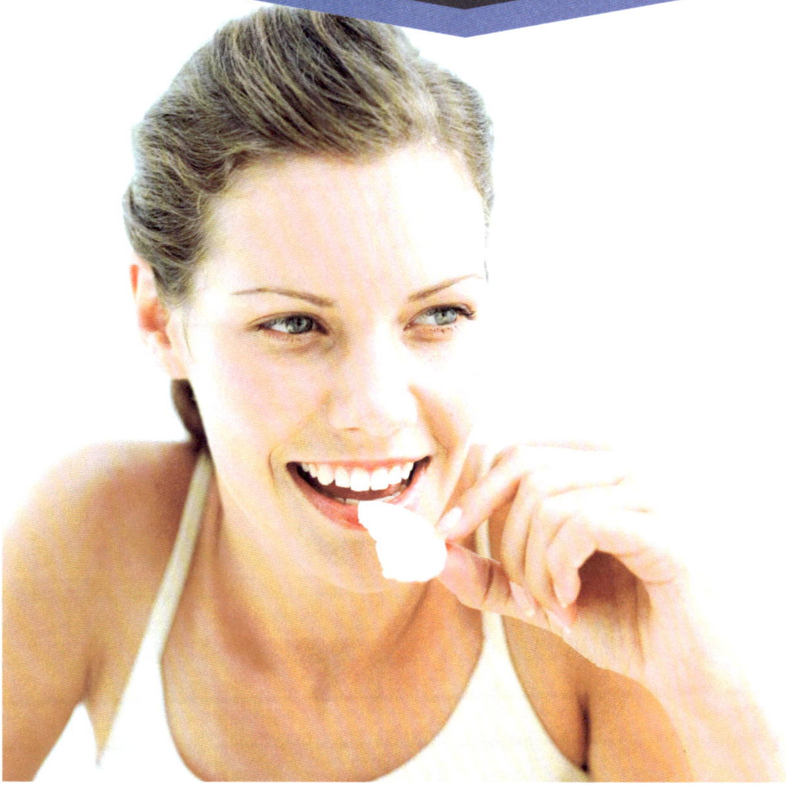

Maigrir par l'équilibre et la qualité plutôt que par la restriction, c'est un des principes fondamentaux de la Méthode Montignac. Mais pour profiter des bienfaits d'une alimentation saine, variée et équilibrée, encore faut-il que notre système digestif remplisse bien son rôle : à savoir absorber correctement les aliments ingérés, pour les transformer en protéines, glucides, lipides, sels minéraux, oligo-éléments, vitamines et autres substances utilisables par l'organisme.

Or, comme précédemment évoqué, les nouveaux comportements alimentaires, associés à des modes de vie irréguliers, le manque d'activité physique, le stress ou encore l'abus de médicaments, sont autant de facteurs venant contrarier le bon fonctionnement de notre organisme, et menacer l'équilibre des 4 piliers de la santé que sont le degré d'acidité, l'équilibre de la flore intestinale, les organes nettoyeurs et le système nerveux. Pour une efficacité optimale de la méthode Montignac, il est important de restaurer cet équilibre.

Équilibrer l'acidité : fondamental !

L'équilibre acido basique, c'est une question de pH

Tous les tissus et substances de notre corps ont un degré d'acidité ou d'alcalinité bien défini, indispensable au bon fonctionnement de notre organisme. Ce niveau d'acidité/alcalinité se mesure en pH (potentiel d'hydrogène), sur une échelle allant de 1 à 14.

- À 7, le pH est neutre
- De 0 à 6,5, le pH est acide
- De 7,5 à 14 il est alcalin (ou basique)

Variables selon les milieux, les limites extrêmes de notre organisme varient considérablement. Mais pour être en bonne santé, il est préférable d'être légèrement basique, c'est ainsi que :

- Le sang doit impérativement avoir un pH compris entre 7,35 et 7,45, il est donc basique.

- La peau en revanche est acide avec un pH de 5,2.

- L'urine doit aussi être basique. La mesure de son pH est très significative du pH général de l'organisme.

L'alimentation moderne se caractérisant par l'augmentation de la consommation de céréales raffinées (pétales de maïs soufflés, riz blanc...), viandes en excès, charcuterie, laitages, sucre, café et sel (au détriment de celle de fruits et légumes), on déplore qu'une majorité de la population souffre aujourd'hui d'hyperacidité, également appelée acidose chronique.

Le principe est simple : en cas d'hyperacidité, l'organisme va piller dans le système osseux (os, cartilage, dents), les produits alcalinisants (calcium, magnésium, potassium...) qui lui manquent. Ainsi après des années d'acidose, subviennent des pathologies comme l'arthrose, l'ostéoporose, les caries, les calculs biliaires et rénaux, ou encore la polyarthrite.

En outre, certaines affections peuvent être la conséquence indirecte de l'acidité chronique : rhumatismes, crises de goutte, aphtes, mauvaise haleine, remontées acides (régurgitations), brûlures d'estomac, ulcères, problèmes de peau sèche (eczéma, herpes), affaiblissement du système immunitaire (rhumes, sinusites, otites...), sciatiques, douleurs lombaires, crampes musculaires, fatigue chronique, frilosité, dépression, nervosité, irritabilité, ongles cassants, chutes de cheveux...

Pour l'équilibre acido-basique, il est donc bon de...

- Suivre une alimentation en IG bas ;

- Mesurer régulièrement son pH (à l'aide de bandelettes disponibles sur le site officiel montignac.com, en magasin de diététique ou en pharmacie) ;

- Diminuer l'apport d'aliments acides ou acidifiants (cf. tableau ci-après), en particulier viandes, produits laitiers et sel ;

- Augmenter la consommation d'aliments crus et d'aliments alcalins tels en particulier, les fruits et légumes ;

- Manger lentement et mastiquer soigneusement ;

- Consommer éventuellement (en cure) du bicarbonate de potassium ;

- Cuisiner avec des aromates (romarin, sauge, thym) et certaines épices (curcuma, gingembre, cumin, etc.) ;

- Consommer des minéraux alcalinisants ;

- S'oxygéner par de l'exercice physique régulier et l'apprentissage d'une meilleure respiration (yoga, sophrologie) ;

- Limiter le stress.

Tableau des principaux aliments acidifiants / alcalinisants

Aliments acidifiants ou créant de l'acididité associés aux aliments neutres	**Aliments alcalinisants** ou riches en minéraux	**Aliments neutres**
Protéines animales Viandes, volailles, poissons, crustacés	**Produits laitiers** Lait fermenté biologique, yaourt écrémé, fromage blanc nature, bifidus nature	**Produits laitiers** Beurre, crème, lait de vache ou brebis, fromages (vache, chèvre...) **Protéines maigres** Viandes blanches, poissons en quantités raisonnables
Boissons alcoolisées et gazeuses Boissons gazeuses, sodas, bières, spiritueux, vins.	**Eaux** Eaux minérales riches en minéraux + pH supérieur à 7	**Eaux, jus et infusions** Thés et tisanes, jus de fruits et légumes non sucrés, eau de source
Sucreries et édulcorants Sucre blanc ou brun, aspartame, miel, mélasse, fructoses de mais ou classiques	**Sucreries** Mélasse (si pris à jeun), sucre intégral IG bas	**Sucres naturels** Nectar d'agave, sirop d'érable, Montisweet
Oléagineux, légumineuses, céréales raffinées, fruits secs Arachides, lentilles, pois chiches, noix, noisettes, tofu, canneberges, raisins secs, abricots secs ... Riz blanc, pain blanc, farine blanche, pâtes blanches ...	**Légumes** Aulx, oignons, légumes verts, légumes colorés, pommes de terre cuites avec la peau et jus de pommes de terre **Oléagineux** Amandes à privilégier, graines de courge	**Céréales complètes (sans abus)** Riz, avoine, sarazin complet ou 1/2 complet, pâtes complètes ou 1/2 complètes, pâtes IG bas
	Huiles et matières grasses en 1ère pression Huile de tournesol, de lin, d'olive	**Epices et condiments** Sel, piment, cannelle, curry, miso **Huiles chauffées :** huile d'avocat, saindoux et toutes les huiles cuites
Jus et fruits : - Acides par nature : orange, abricot, groseille, framboise - Acides si pas mûrs : poire, pomme	**Fruits basiques :** Banane	**Fruits frais mûrs** Excepté l'orange, l'abricot et le pruneau

Équilibrer la flore intestinale : primordial !

Capables de transformer un corps étranger (aliment) pour qu'il intègre l'organisme, les organes de la digestion sont précieux ! Veiller de concert à la qualité de ce que l'on ingère (aliments à IG bas, corps gras de qualité...) et à l'équilibre de notre flore intestinale est donc primordial.

Sinon ?

Le déséquilibre des populations bactériennes de la flore intestinale va gêner, voire empêcher :

- le travail d'élimination des nombreuses toxines
- la formation de vitamines (groupe B et vitamine K),
- la bonne absorption des nutriments (glucides, protéines et lipides),
- le maintien d'un système immunitaire solide.

La muqueuse intestinale deviendra poreuse, exposant alors l'organisme aux agressions. En réponse, l'intestin déstabilisera le système immunitaire, nous rendant plus sensibles aux maladies infectieuses même bénignes comme le rhume, l'angine, la grippe, ou la bronchite, mais pourra provoquer également l'apparition d'intolérances alimentaires (au gluten et au lactose par exemple).

En lien : la prise de poids

Pour lutter contre l'inflammation de la muqueuse intestinale, l'organisme va par ailleurs produire du cortisol, une hormone qui stimule la fabrication du glucose à partir des protéines et diminue l'efficacité de l'insuline.

En outre, le cortisol a aussi pour effets d'augmenter l'appétit, de perturber la dégradation et la répartition des stocks de graisses sur le corps, et de déséquilibrer le métabolisme de l'eau donnant lieu à la rétention d'eau. Autant de facteurs qui favorisent et installent la prise de poids !

Champ d'action prioritaire : le retour à une bonne alimentation

Dans la majorité des cas, le suivi des principes de la méthode Montignac suffira à enrayer les perturbations modérées. Nous vous conseillons, lorsque vous commencez la méthode, de faire une cure de trois semaines de ferments.

En cas de dysfonctionnements intestinaux plus sérieux, il conviendra d'aller très progressivement vers une alimentation riche en fibres, d'abord avec des fibres douces (pectine des fruits, légumes et légumineuses, son d'avoine, algues...) et cuites (légumes cuits, fruits cuits). Il faudra aussi penser à introduire des huiles vierges première pression à froid pour la restauration de la muqueuse, éviter l'alcool, le café, les produits laitiers, voire le gluten.

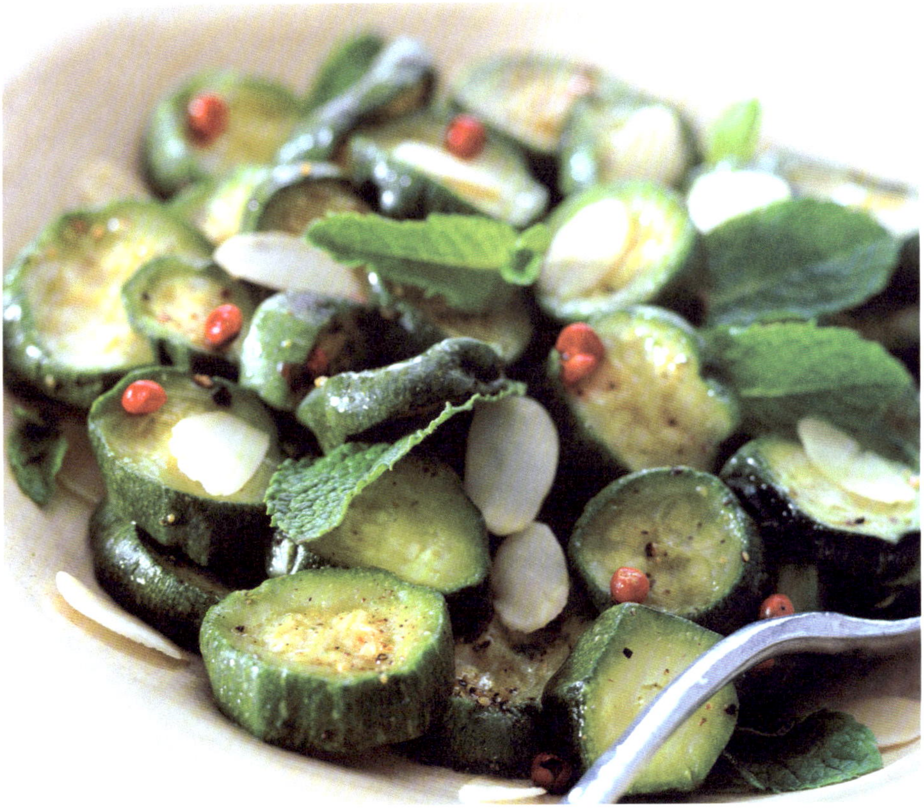

Entretenir les organes nettoyeurs : indispensable !

C'est naturel : toutes les fonctions vitales produisent des déchets, dont une partie est revalorisée et recyclée, et l'autre, éliminée.

Toutefois, attention : si la quantité de déchets produite dépasse les capacités de recyclage et d'élimination de l'organisme, le corps devient victime d'intoxination.

En cause

Les aliments raffinés, (pain blanc, riz blanc, pâtes blanches, sucre blanc, sodas, céréales petit déjeuner...), sont caractérisés par leur pauvreté en vitamines, minéraux et oligoéléments. Ces carences sont responsables d'une transformation (métabolisation) imparfaite des aliments, générant par là même une grande quantité de déchets.

Le manque d'oxygène : une trop faible oxygénation des tissus va générer davantage de déchets métaboliques.

Le manque d'eau, car l'eau est le vecteur essentiel des échanges, éliminations et réactions biochimiques.

Un mauvais transit intestinal

Un déséquilibre nerveux : le système nerveux autonome gérant notamment les phases d'élimination.

Quelques symptômes de l'encrassement dû aux toxines : des affections irritantes (cellulite, eczéma, réactions inflammatoires,..). Se répercutant sur l'équilibre acido-basique et sur la flore intestinale, l'accumulation des toxines peut aussi provoquer une kyrielle de symptômes parmi lesquels gonflements gastriques, mauvaise digestion, flatulences, fatigue, excès de mucus, manque de concentration, maux de tête, troubles de mémoire, dépression, odeurs corporelles, mauvaise haleine... Et en complément, **la prise de poids !**

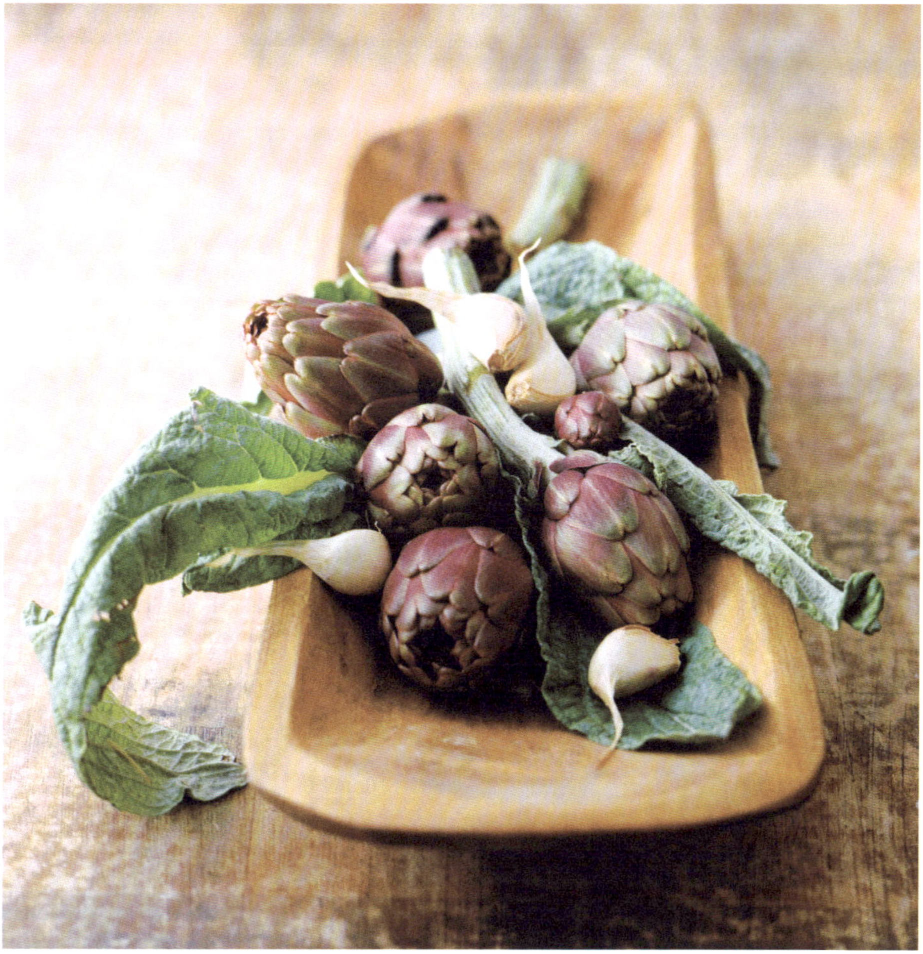

Quid de l'élimination des déchets ?

Elle est assurée par certains organes, appelés émonctoires (centres d'élimination), faisant office de filtres : parmi eux figurent le foie, les intestins, la peau, les poumons, les reins...

Ces centres d'élimination étant la base du « grand nettoyage », idéalement, leurs fonctions devraient être re-boostées avant d'entreprendre de maigrir.

On peut aider l'organisme par le drainage, qui consiste à faire migrer déchets et toxines, à l'extérieur du corps.

Équilibrer le système nerveux : juste essentiel !

Responsable des fonctions automatiques du corps, le système nerveux « autonome » se compose de deux systèmes antagonistes : le « sympathique » qui gère l'action, et le « parasympathique » qui gère l'élimination et la récupération. Le bon équilibre voudrait qu'il y ait alternance entre ces deux états !

Oui mais...

Surmenage, stress, anxiété ou sommeil agité génèrent une nervosité résiduelle qui va exciter le sympathique et inhiber le parasympathique. Récupération et éliminations étant de fait ralenties, les conséquences sur nos autres « piliers » sont inévitables.

Comment rétablir l'équilibre ?

En relançant le système parasympathique, à l'aide par exemple, de méthodes favorisant un état de détente : relaxation, massage, yoga, méditation, ou exercices respiratoires.

Il existe aussi des méthodes thérapeutiques très spécifiques comme la sympathicothérapie qui consistent à stimuler certains points de la muqueuse nasale à l'aide d'un stylet. Certains complexes de plantes et de minéraux peuvent également avoir des actions remarquables.

Au-delà des règles d'alimentation et d'hygiène précédemment évoquées, vous pouvez activer le rééquilibrage des 4 piliers de la santé grâce à des compléments alimentaires. De par leurs compositions spécifiques, ils vous aideront à corriger l'acidité, rétablir l'équilibre de votre flore intestinale, favoriser le drainage naturel et l'élimination des toxines et relancer le système parasympathique. De plus amples informations sur ces compléments alimentaires sont disponibles sur www.montignac.com.

INFORMATIONS UTILES

www.montignac.com

Retrouvez toutes nos informations sur le portail officiel de la méthode.

Vous pourrez y consulter de nombreuses pages consacrées notamment au(x) :

- Fondateur de la méthode
- Principes de base de la méthode
- Concept de l'index glycémique
- Témoignages de celles et ceux qui ont perdu du poids grâce à la méthode.
- IG des aliments

Sans oublier la possibilité d'acheter en ligne :

- Des livres
- Des produits alimentaires
- L'application iPhone de la méthode

Et de souscrire

- Au coaching en ligne Montignac
- À notre service de consultations individuelles

Si vous désirez entrer en contact avec l'équipe Montignac :

info@montignac.com

Les produits Montignac

Afin de satisfaire une demande croissante pour des produits composés exclusivement d'ingrédients riches en saveurs et à index glycémique bas, Michel Montignac a développé une gamme de produits compatibles avec les principes de sa méthode, parmi lesquels :

- Des céréales (riz, quinoa, muesli)
- Des spécialités aux fruits édulcorés au sirop d'agave et au jus concentré de pomme

- Des pâtes à IG bas fabriquées en Italie
- Des chocolats de dégustation à forte teneur en cacao
- Du pain de seigle complet
- Des édulcorants naturels (fructose de pomme)

Nouveautés

Les spaghettis bio à IG très bas*: découvrez les pâtes qui font maigrir !

Parmi les aliments les plus consommés au monde, les pâtes séduisent autant les gourmets que les gourmands ! Pour vous permettre de vous en régaler tout en maigrissant, Michel Montignac a conçu des spaghettis respectueux de sa Méthode : alors que les pâtes traditionnelles complètes ou blanches, ont des IG (Index Glycémiques) respectifs de 50 et 55, les spaghettis Montignac affichent un IG deux à trois fois plus bas ! Un régal sur toute la ligne !

Les Spaghettis Montignac vous apportent :

- **Toute la saveur des pâtes au blé dur :** chez Montignac, les spaghettis sont fabriqués selon un savoir-faire italien au cœur duquel la saveur reste à l'honneur.

- **Une texture parfaite** : entre tenue et fondant, les spaghettis Montignac se rapprochent des pâtes blanches, le « must » pour les amateurs.

- **Des fibres prébiotiques** qui favorisent la réduction du taux de cholestérol, le développement de la flore intestinale, l'absorption des minéraux (calcium, magnésium) et la réduction du taux de glucose dans le sang.

- **Une fabrication Bio** : donc plus de vitamines et minéraux !

Uniques par leurs propriétés, ces spaghettis peuvent être consommés dès la phase 1 de la Méthode Montignac, avec de l'huile d'olive ou du parmesan, et dans tous les types de repas.

Muesli tibétain bio : une sacrée nouveauté pour le petit déjeuner !

Au Tibet, le thé mélangé aux céréales et au lait de yack constitue généralement la base du petit déjeuner. Dans cet esprit de simplicité, le nouveau muesli tibétain bio aux amandes et à la bergamote Montignac allie à l'harmonie de ses saveurs, une texture délicatement croquante et de nombreux bienfaits, pour bien commencer la journée !

Un mariage parfait

Le muesli tibétain se distingue par un mélange simple et équilibré. De ce mariage d'ingrédients bio rigoureusement sélectionnés, le plaisir gustatif est complété par un bel apport en fibres. Le mélange des ingrédients a été étudié pour favoriser une excellente satiété et un IG bas (de 16*), indispensable pour la bonne application de la Méthode Montignac !

En attendant votre touche finale

Grâce à sa recette unique, le muesli tibétain bio Montignac mise sur une aromatisation naturelle à base d'huile essentielle de bergamote reconnue pour équilibrer le système neveux.

La forte teneur (10%) en amandes entières est inédite parmi les mueslis et intéressante au niveau nutritionnel. L'amande apporte en moyenne 143% de calcium et 62% de magnésium de plus que la moyenne des graines oléagineuses traditionnellement utilisées dans les mueslis classiques.

Le kasha donne une note de croquant qui libère en bouche, un léger arôme de grillé.

Facile à préparer, le muesli tibétain bio se déguste en ajoutant simplement pour 1 volume de muesli, 3 à 4 volumes du liquide de votre choix, tiède ou froid : eau, lait animal ou végétal, ou yaourt.

Et maintenant ? Nous vous souhaitons au travers de sa découverte, un excellent voyage culinaire !

*Calcul effectué par un laboratoire agréé et indépendant (Agro-Bio France)

À PROPOS DES AUTEURS

Michel Montignac

Michel Montignac est le père fondateur des régimes IG. Né dans le sud-ouest de la France, après de rigoureuses études de documentations nutritionnelles et scientifiques, il a conçu la Méthode Montignac, qui lui a permis de perdre 16 kilos en seulement 3 mois.

En 1986, il publie son premier livre : « Comment maigrir en faisant des repas d'affaires », le tout premier livre sur les régimes basés sur l'IG. De nombreux livres sur les régimes, basés sur ses découvertes, sont devenus des best-sellers et font que l'IG est de nos jours un sujet d'actualité.

Suzy Montignac

Suzy était la femme de Michel, la mère de leurs deux enfants et pendant longtemps, sa partenaire et sa muse, partageant un grand enthousiasme pour la nutrition et la santé, et développant la Méthode Montignac au fil des années.

Depuis le décès de Michel, Suzy est devenue la Présidente de Nutrimont SAS, une société fondée par Michel Montignac et propriétaire de la marque Montignac. Suzy est passionnément dévouée à la gestion de Nutrimont et au développement de la Méthode afin de continuer à aider les gens à atteindre leur objectif de perte de poids et à le maintenir définitivement.

Les titres disponibles chez Alpen Éditions :

- *300 remèdes naturels*
- *Alcool, vin et santé*
- *Arrêter de fumer*
- *Arthrose rhumatismes arthrite*
- *Asthme : vers un nouveau souffle*
- *Bien se nourrir pour vivre mieux*
- *Candida Albicans*
- *Ces aliments qui guérissent*
- *C'est la thyroïde docteur ?*
- *Chasser la déprime avec les plantes*
- *Comment mieux dormir*
- *Combattre les allergies*
- *Contrôlez votre acidité : L'équilibre acido-basique*
- *Cystite, prostate : les solutions*
- *Dites non au cholestérol*
- *Docteur, c'est la prostate ?*
- *Docteur, j'ai un psoriasis*
- *En finir avec le ronflement*
- *En forme grâce aux épices*
- *Énergie et médecine chinoise*
- *Équilibrer ses émotions avec les fleurs de Bach*
- *Être heureux avec le millepertuis*
- *Fatigue chronique, fibromyalgie*
- *Fini les jambes lourdes*
- *Fini malaises et vertiges*
- *Garder la forme après 40 ans*
- *Gardez une peau saine*
- *Je nourris mon enfant*
- *L'alimentation des ados*
- *La chirurgie esthétique*
- *La cuisine Sain-plement*
- *La diététique du diabète*
- *La nouvelle ménopause*
- *La numérologie pratique*
- *La nutrigénétique*
- *Le bien être par la relaxation*
- *Le dico des bobos*
- *Le Feng Shui pratique*
- *Le guide de phytothérapie*
- *Le guide pratique des vitamines*
- *Le mal de dos, c'est fini*
- *Le nouveau régime flexitarien*
- *Le pouvoir des oméga-3*
- *Le précis des oligoéléments*
- *Le précis de l'homéopathie*
- *Le régime anti-cholestérol*
- *Le régime potassium*
- *Le régime protéiné*
- *Le régime sans sel*
- *Les 130 plantes médicinales*
- *Les aliments qui guérissent : fruits, légumes, épices*
- *Les bienfaits de la mer*
- *Les bons aliments pour maigrir*
- *Les compléments alimentaires*
- *Les couleurs*
- *Les enfants hyperactifs*
- *Les étirements faciles*
- *Les massages*
- *Les médicaments de demain*
- *Les méthodes douces qui soignent*
- *Les migraines c'est fini*
- *Les miracles du soja*
- *Les plantes qui soignent*
- *Les remèdes de la ruche*
- *Les secrets de santé des antioxydants*
- *Les secrets de santé du thé*
- *Les secrets du ginseng*
- *Les secrets d'une belle peau*
- *Les soins par les huiles essentielles*
- *Les vertus du soja*
- *Les vertus santé du cacao*
- *Les vitamines*
- *L'hypertension artérielle*
- *L'hygiène bucco-dentaire*
- *L'oignon fait des merveilles*
- *L'ostéoporose*
- *Ma santé dans mon assiette*
- *Maigrir après 40 ans*
- *Maigrir à l'aide des compléments alimentaires*
- *Maigrir avec la diététique chinoise*
- *Maigrir avec la méthode chrono-asiatique*
- *Maigrir avec le régime paléo*
- *Maigrir sans faire de régime*
- *Maigrir selon vos hormones*
- *Maladie cœliaque : mieux assimiler le gluten*
- *Montignac : les index glycémiques*
- *Montignac : Maigrir avec la cuisine méditerrannéenne*
- *Montignac : Recettes minceur midi et soir*
- *Mémoire totale*
- *Plus jamais fatigué !*
- *Plus mal au ventre*
- *Prévenir Alzheimer*
- *Prévenir et guérir l'infarctus*
- *Programme anti-âge*
- *Programme Detox*
- *Programme jeunesse*
- *Rester jeune après 60 ans*
- *Revivre après une séparation*
- *Rhumatismes : votre ordonnance naturelle*
- *Secrets de jouvence*
- *Secrets d'Olive et diète méditerranéenne*
- *Soigner et préserver ses cheveux*
- *Stress contrôle*
- *Une grossesse heureuse*
- *Vaincre enfin la cellulite*
- *Victoire sur l'arthrose*
- *Vinaigre, bicarbonate, citron*
- *Votre santé par les huiles essentielles*